U0280030

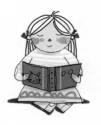

Raun K. Kaufman

*

Director of Global Education

for the Autism Treatment Center of America

更多赞誉如下：

《爸妈治好了我的自闭症》为关心自闭症的人士提供了巨大的帮助。其中关于阿斯伯格综合征的章节简直就是一个出人意料的新发现。

——劳伦斯·凯普兰，美国自闭症与阿斯伯格综合征协会创办者，《诊断自闭症：现在该怎么办？》（*Diagnosis Autism: Now What?*）的作者

《爸妈治好了我的自闭症》太了不起了！劳恩·K.考夫曼成功地在他孩提时代的自闭症经历中融入了情感和科学。他向父母们展示了一种方法，一种让父母成为"育儿专家"的方法。以父母与生俱来的愿望和能力为基础，他提供了一种简单易懂的方法框架和康复训练，来帮助发展孩子的头脑和身体，这些训练父母都可以在家里与自己的孩子完成。劳恩分享了改变他自己生活的、让人大开眼界的视角，并且帮助了全世界无数的儿童。

——朱莉·马修，外科学士，领导自闭症膳食和营养的专家，营养希望（Nourishing Hope）组织的合伙人，《自闭症的营养希望：治愈孩子的营养和膳食指南》（*Nourishing Hope for Autism:Nutrition & Diet Guide for Healing Our Children*）的作者

《爸妈治好了我的自闭症》确实是一本独特又精彩的好书，它对于自闭症孩子的家长和自闭症领域的专业人员来说是非常有必要的。劳恩·K. 考夫曼对 Son-Rise Program 进行了条理清晰且简单幽默的解析。为了提高自闭症者的交流能力和社交技能，这个方法使用了大量的康复流程。它扎根于科学理念，并有近期的研究证明其有效性。确实，如果我有一个自闭症的孩子，我绝对会毫不犹豫地选择这个方法来帮助他（她）。

——辛西娅·汤普森，哲学博士，美国西北大学传播学与神经学著名教授，大脑语言处理方面的著名学者

劳恩·K. 考夫曼写了《爸妈治好了我的自闭症》，他做到了现在很多人在自闭症康复领域梦想完成的事情。他让父母能够重新掌控局面，有了改善状况的真正希望，并且获得了独特的方法和技术，从而把希望变成现实。我自己的儿子已经完全从自闭症状况中康复，并且现在成为六年级的班级学生主席（在正常的主流学校中）。感谢我的家人对 Son-Rise Program 中这些康复原则的适应。

——温迪·爱德华，医学学士，儿科医生，护理学学士，F. R. C. P. (C)

劳恩·K.考夫曼的《爸妈治好了我的自闭症》是源源不断的动力源泉，用以帮助你现时现地地改变孩子的发展。他的超级容易理解的 Son-Rise Program 技术使用指南改变了游戏规则。鉴于这个项目的成功纪录，自闭症希望协会（Autism Hope Alliance，AHA）资助了很多家庭到美国自闭症治疗中心接受 Son-Rise Program 的课程。我自己的儿子就是本书的受益者。我生了儿子，而 Son-Rise Program 给了他新的生命。

——克里斯汀·塞尔比·冈萨雷斯，自闭症希望协会主席

见解独到，独具个性，简单易懂，这个充满希望的信息只有曾经看穿过自闭症儿童眼睛的人才能提供。《爸妈治好了我的自闭症》是特殊儿童家长必读的书。它的深度会打动你，而其中有实践性的建议会让你更有能力加入孩子通往拥有独特和无限潜能的旅程。

——亚历克斯·杜曼，《超音速治愈》（*Healing at the Speed of Sound*）的作者之一，超级脑科技的创始人和 CEO，听力项目的创始人

劳恩·K.考夫曼为人类破除自闭症迷雾的旅程绘制了一张地图。我在残疾人领域工作的40多年里，观察到善意的治疗专家用他们成熟的行为训练方案创造了超出预期的行为习惯。《爸妈治好了我的自闭症》确实打破了"自闭症是一种伴随一生的状态"这种断言，并且把毫无希望变成了有希望。作为职业的治疗师和国际讲师，我们强烈推荐这本对用户极其有用的书，包括其中帮助有社交关系障碍的小朋友和成人改善自身能力的原则、策略和技术。

——玛丽苏·威廉和雪莉·雪伦伯格，警示程序（Alert Program）的创始人，警示程序（Alert Program）的图书、游戏和训练的作者

致我伟大的父母

你们在别人不相信我的时候相信我

你们在别人不能帮助我的时候帮助我

你们一直守护在我身边

一句"谢谢你们"远远不足以表达我的感谢

致美国自闭症治疗中心里杰出的员工们

我的同事、父母和亲爱的朋友们

你们为那么多家庭付出那么多的关心和爱

与你们共事是我的快乐和荣幸

致所有特殊儿童的家长们

你们对孩子深沉而强烈的爱

在这个世界无人能及

我希望在看完本书后，你们能意识到

你们是孩子们遇到的最美好的事物

致所有的特殊儿童

你们还在等着周围的人发现和欣赏你们的特别之处

其实你们现在的样子完美得刚好

世界上没有什么事是你们做不到的

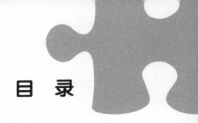

目　录

Chapter 1

我的自闭症康复和
"虚假希望"之谜

你爱你的孩子胜过世界上的一切。

在你孩子生活的早期，远在医生对孩子作出诊断之前，你对你的孩子有很多希望、梦想和计划。有的简单如和孩子嬉笑玩闹，有的长远到想象孩子高中毕业或者结婚。

但是之后，你的孩子被诊断为自闭症谱系障碍。

你会感觉很多扇门突然都对亲爱的孩子关闭了，因为这个诊断往往伴随着一串长长的可怕的关于预测的清单：

你的孩子将不会和人说话。

你的孩子将没有朋友。

你的孩子将不能和你握手。

你的孩子将没有工作，也不能结婚。

也许甚至你的孩子将不会爱你。

在孩子的诊断结果面前，你可能已经被告知要放弃你的希望和梦想，而且要"现实"一点。很多父母都听说了一个论断：自闭症是伴随一生的。

如果你感到悲伤、害怕或者生气，没人会责怪你，因为你刚刚被告知了孩子永远都不能完成的所有任务，而且还是提前被断定的。但是在进一步阅读之前，你应该明白：你不用接受这些给你的孩子设下的限制。

你的孩子有能力学习、交流，用以体验真正的快乐，发展温暖、友爱、让人满足的人际关系。你的孩子能学会享受快乐、玩游戏，以及因为好笑的事情发笑。他（她）能够享受被你拥抱和搂住的感觉。当你的孩子自发地用纯真和有意义的眼神看着你的时候，你就得以和他（她）对视了，不是短暂的一个瞬间，而是长期的交流。你可曾想象过让孩子加入少年棒球联合会，和你一起骑车，和你一起滑雪，和其他小孩在公园玩耍，或者将来有所作为，比如上大学？这都是有可能的。自闭症谱系障碍的孩子能够转变，包括康复。

我是什么样的人，为什么来跟你说这些？我也曾经有过那样的经历，那些你没有体会过但你的孩子正在经历的事情。

我曾经是自闭症患者。

我知道，这有点儿难以接受。你不会经常听到"曾经是"和"自闭症患者"同时出现在一句话中。这是不幸的，因为它表达出来了做诊断的人对自闭症有强烈的悲观情绪和彻底的失望之情。你知道根据专家对我的诊断，我康复的概率有多大吗？

百分之零。

对，就是百分之零。

下面让我来讲讲我的故事吧。

我的故事

在我小的时候，我的父母（巴里·尼尔·考夫曼和撒玛利亚·莱特·考夫曼，他们二人都身兼作家和教师）发现我和两个姐姐表现得很不一样。我哭起来止不住嘴，无法安抚；被抱起来的时候，我的两只胳膊无力地垂在两边。

还没到一岁的时候，我的耳朵和喉咙有过很严重的感染，还对处方里的抗生素有强烈的过敏反应，差点小命不保。经过一系列听力测试之后，医生告诉我的父母，我应该是耳聋了。几个月过后，我日益孤僻，逐渐隔绝在自己的世界里。

听到有人叫我的名字，我不再回应。

我不再和他人有眼神交流。

我表现出拒绝和无视周围的声音和景象。

我对身边的巨大声响没反应，但是能对隔壁房间的耳语听到入神。

我不再对其他人感兴趣，却痴迷于无生命的物品，我会盯着钢笔、墙上的印记，甚至是自己的手，持续地看很长一段时间。

我不想被碰触和搂抱。

我一言不发（不哭、不闹、不指点、不表达任何意愿），彻底开启静音模式。这与我早期长时间的啼哭截然不同。

这时又发生了一些让人惊奇的事：我开始痴迷于简单的重复行为，比如在地板上旋转盘子，前后摇晃，拍手。

因为我的情况日益恶化，我的父母奔波于专家之间，想要找到问题的根源。测试，敲打铅笔，摇头，再测试。（注意，在1973年我出生的时候，自闭症没有现在这么普遍。那时的概率是1/5 000，而疾控中心最新的数据显示，现在每50个小孩就有1个是自闭症。）很快我被诊断为重度自闭症，且我的父母被告知我的智商不足30。

绝望并非因为被诊断为自闭症，而是预测让人绝望：父母被告知孩子将不会做也不能完成的所有事情。

像现在的许多父母一样，我的父母被告知这些预测是必然的。我将不会和人说话，也不会以任何形式和人交流；我会宁愿接物也不愿待人；我将永远不能走出我的"自闭"世界并且变得"正常"。而且，我不能上大学，不能工作，不能运动；我不能谈恋爱，不能开车，也不能写作。也许某天，我能自己穿戴和吃饭，这也是我能做到的极限了。

我的父母在寻找解决办法，却仅仅被告知残酷的宣判。他们寻求深处的一点亮光，却被告知前景一片黑暗。我的父母一次又一次被洗脑：自闭症是终生的。专家说，我长大后，我的父母要找到一个成人机构，好让我在里面得到适当的照顾。

我现在仍然惊讶于我的父母在这种糟糕情境下的选择。他们不相信听到的这些，他们没有放弃我，也没有理会这些悲惨的论断。我的父母从我的身上看到了可能，而不是无能。他们没有恐惧，而是相信奇迹。

所以他们开始了实验，开始创造一个让我真正感到安全的环境。他们没有强迫我，没有试图改变我的行为。他们首先尝试着来理解我。现在花点时间来思考一下：我们有多少人经常会去这样做——对任何人？人们总是以我们无法理解的方式行事。对大多数人来说，我们的本能反应是让别人改变，不论对方是我们的搭档、朋友、顾客、雇员、父母或者孩子。什么时候我们才能开始试着真心去理解别人而不是强迫他们，试着给别人提供安全和关爱的体验而不是非要他们改变？我的父母能从这个最友好和最有效的地方开始，真的是太了不起了！

我听说过成百上千的父母讲述孩子的诊断和治疗，以及他们如何得知自己的孩子有一箩筐的"错误"。但是我父亲的书《Son-Rise: 奇迹在延续》（*Son-Rise: The Miracle Continues*）中开篇的话深深打动了我：

他的小手优雅地握着盘子，研究、探索着它光滑的圆边。他的小嘴高兴地嘟着，他在布置着舞台。这是他的时刻，像往常一样。这是他步入孤独的开端，孤独就是他的世界。他慢慢地用手熟练地把盘子的边缘放置在地板上，身体调节到舒适和平稳的状态，然后很专业地弯曲手腕。盘子开始完美地旋转，就这么自主地转动，像被什么精准的机器发动一样。然而，确实如此。

这不是单独的一个行为，也不仅仅是什么童年幻想的片段。这是一个特别的男孩为一个满怀期待的重要观众——他自己，特意做的技巧精湛的表演。

当盘子快速运动，催眠式地旋转，小男孩弯腰凑过去直盯着它运动，对他自己和盘子充满敬意。某一时刻，小男孩的身体表现出不易察觉的类似盘子的动静。另一时刻，小男孩和他的旋转盘子合二为一。他的眼睛闪烁着光芒，他为自己的玩乐而着迷。那么生动！

劳恩——一个生活在世界边缘的小人儿。

在此之前，每时每刻我们都对这个特别的小男孩——劳恩望而生畏。有时我们认为他是超凡脱俗的。他常常看起来沉浸在自己的快乐中，极其投入。他极少哭泣或者发出不舒服的声音。几乎无论怎样，他的满足和孤独都似乎在诉说着他内心深处的平和。他就是一个17个月大的佛陀，注视着另一个次元。

这个小男孩在自己的轮回中漂流，被一堵隐形但坚不可摧的墙挤压。很快他便会被贴上标签，成为一个悲剧，无法触及，十分怪异。从统计学的角度来说，他被归为无望的、不可接近的、无法逆转的那一类人。而对我们来说，真正的问题是：我们能不能亲吻被别人诅咒的土地呢？

从这个虔诚的制高点出发，我的父母自问他们要做些什么才能理解我和我的世界。答案从我母亲所做的一些努力开始。她试图理解我，并且告诉我她完全接受我本来的样子，给我无条件的爱。

她和我一起做我那些重复性的所谓自闭症行为。如果我坐在地板上摇晃，她也跟着我摇晃；如果我立着盘子旋转，她也拿个盘子跟我一起转；如果我对着脸拍手，她也会和我一起做。我的父母那么尊重我，以至于他们只是关注我经历了什么，而不是我看起来是否奇怪或者异于常人。

我的父母耐心地等待着，日复一日，年复一年。

偶尔，也仅仅是在父母真正"参与"我感兴趣的活动的时候，我会看我的母亲，对她笑，触碰她的指尖。

当我的父母开始真正理解我的世界，当他们以千万种不同的方式和我交流，一次又一次告诉我，我很安全，我被深爱着，我被接纳，这个时候令人震惊的事情就发生了。一种联结开始形成。缓慢而小心翼翼地，我开始从我的特殊世界的幕后探出了头，开始尝试着进入他们的世界。

因为我的母亲在地板上和我一起度过了这么多的时间，她让她自己在我的世界里面成为我的朋友。这种行为演化形成一种信任的联结。她珍惜并庆贺他们期待已久的每一个对视、每一个笑容、每一刻的联系。她鼓励着我的每一个小进步。

随着我与父母以及外界的关系逐渐增强，我的母亲和父亲进而围绕我建立了一整套治疗方案。他们帮助我增加我与他们以及其他人的社交联系，鼓励我与他们一起玩耍，看着他们，与他们一起大笑，握着他们的手。他们基于我突然萌发的兴趣创造了各种活动物和飞机。在每个关口，他们都用深度关怀着我。

从不强迫，永远吸引。

你能想象吗？我的父母是在听到人们劝阻时开始了这一实验之旅。他们在我无动于衷的时候仍然坚持。

他们在面对着无尽的批评时仍然坚守。博学的人士告诉我的父母，他们的"参与"只会强化并且增加我的"不良自闭症行为"。这些专业人士指责我的父母与他们推荐的行为修正技术背道而驰，并且抱有"虚假希望"，把他们的时间放在一个未经证明（刚刚发明）的"没有希望成功"的方法上。家族成员表达了严重的担心，怀疑我的父母在"自作主张"，没有把我的治疗交给"最懂"的专业人士。

还记得在那些日子，自闭症治疗的世界是一片废墟。没有每日出现的新闻故事报道最新的治疗方法或者描述自闭症儿童家庭的生活。那时候也没有自闭症关怀月（Autism Awareness Month）。

我的父母目睹过孩子们被电击治疗、绑在椅子上、关在黑监狱般的房间里、被压住——并被告知这是最新进展，是现代医学能提供的最好的东西。

为了帮助我，他们不得不孤独地背道而驰。在没有任何支持的情况下，他们支持了我。他们边努力边等待，坚持不懈。既不知道未来会怎样，也不要求我对他们的关心、关爱、微笑和喝彩有任何回报，他们只是给我每一个机会。

他们花了三年半时间帮助我，煞费苦心地在我的世界和他们的世界之间搭起一座桥梁。

然而这是值得的。

我的自闭症完全康复了，不再表现出任何之前的症状了。（感兴趣的你可搜索"autismbreakthrough"，进入相关网址去看我童年时期和父母的照片。）多年的努力、不眠的夜晚、不懈的坚持、爱和奉献，这些孕育出意想不到的结果，产生了意想不到的效果，而我也过上了意想不到的人生。

美国自闭症治疗中心的创立

我的父母因为走进了我的世界，发展了这个创新性的、家庭模式的、以儿童为中心的治疗项目。同时，这个方法创立的基础是什么才是真正的自闭症（是难以与其他人建立交流和联结）。它不同于传统治疗自闭症的方式，即必须消除、修正、不断训练那些不恰当的行为。

他们称这个方法为 Son-Rise Program。

这个项目是独特的，因为以下几个因素：

第一，这是由父母创造的。远远不是医生、专家、实验室创造的专业名词。

第二，我的父母假定自闭症谱系障碍的孩子也可以不受限制地成长。

第三，他们加入我的世界，而不是强迫我去适应他们。

第四，他们在引导我学习的时候，用的是动机而不是重复。

此外，他们一直对我持有无偏见的欢迎态度，认为我的回应很大程度上取决于照料我的人对我的态度。

第五，不同于他们看到的其他治疗方法，我的父母更愿意用正常人际交往的方法而不是学术和任务法，如识别颜色、添加数字和刷牙等。

在我完全康复之前，这些理念都没有分享给别人。后来我的父亲写了一本书。20 世纪 70 年代末，我康复后不久，我父亲写了一本畅销书讲述我们的故事，名叫 Son-Rise，现在的新版本叫《Son-Rise：奇迹在延续》（我的父亲另外还写了 11 本书）。1979 年，我们的故事被 NBC 拍成了一部获奖的电视电影。从那之后，人们开始纷纷向我的父亲寻求帮助。

1983 年，他们成立了美国自闭症治疗中心（ATCA），这是一个非营利的慈善机构。（作为这个非营利组织的成员，我见证了广大民众的乐善好施。）那么多真诚的捐赠者特意帮助自闭症谱系障碍孩子的家庭，以至于 ATCA 某一年就提供了超过 170 万美元的经济支持。ATCA 作为学习中心，面向世界各地的人们开展 Son-Rise Program。它的百亩校园坐落在马萨诸塞州的谢菲尔德。（我从未觉得我们的校园有多美，直到游历过瑞典、英格兰、爱尔兰、波兰、波士顿、南加州、俄勒冈后，我才意识到我们的校园是多么美好。）

ATCA 是培训家长和专业人员的地方（过去人们误以为 ATCA 是为孩子建立的住宿机构，其实不然）。这里开设有为期五天的培训课程，让家长学习 Son-Rise Program 的康复技术。

启动项目（Start-Up）是很重要的，请注意，因为我后面在讨论其他很多案例时，会提及这个启动项目。家长和专业人员不带孩子，而是自己单独参加启动项目，学习如何使用 Son-Rise 技术。

这个课程主要集中于以下领域，比如语言、目光对视、成员互动、教授新技能、处理挑战性行为、营造一个适合学习和感知的环境、创造性地给孩子挑战、培训他人如何服务于你的孩子、对孩子保有一种充满希望和乐观的态度等。课程极具互动性，包括了大量活动、案例视频、问答环节，以及为阿斯伯格综合征等类似诊断的孩子的父母准备的突破"高功能"的环节。所以，当我在后面章节的案例中提到启动项目时，你能明白我指的是什么。

康复后的生活

康复后，我去了普通学校。我的同学和老师都不知道我曾有过自闭症的经历，除非我告诉他们。这样真好，因为在 ATCA 的校园里，我是个小明星，但是作为一个青少年，我并不觉得因此而庆幸。

在普通学校，我是个爱交际的学生，广结好友。在学业上，我也进展得很顺利。我在当地的公立学校长大，然后去一所学业非常严格的预科学校读了三年高中。

在这一时期的生活中，我很少去想我的自闭症经历，但是有时，这段经历会触动我。

在我的高中毕业舞会，我和朋友们穿上礼服，接上我们的舞伴，用平时节省下来的钱租了一辆白色加长高级车。我们认为自己很酷，我们站在座位上，头和身体伸出天窗，车缓缓开进校园。

当晚会开始的时候，我记得当时真的很开心，那么激动，同时还有点期待。那是我高中的最后一个晚上，车上坐着我的两位好友以及我们的舞伴，我们还有一个很有意思的晚会。然后我意识到我的童年、老友和高中时光在渐渐离我远去，等到秋天到来时，我就将开始我的大学生活。

整个晚上我都沉浸在这样的情绪中，我突然意识到，如果没有我父母的帮助，这一切都不可能发生：既没有毕业舞会，也不会有毕业前的生活；既没有朋友，也不会有网球队；既没有同学，也不会有那么多和家人一起外出的周日；既没有初吻，也不会有最后一场测试。想到这些，我不由得深呼吸。某个时刻，我沉迷于一种惊讶中，即我的生活也许会截然不同。

然后我的朋友把我喊回到现实中，我抛开思绪，享受着我的毕业舞会，就像这个国家普通城市里成千上万的普通孩子一样。四年后，我从布朗大学生物医学伦理专业毕业。我在大三那年参加了瑞典斯德哥尔摩大学的交换项目，并且毕业后，我以工作签证在英国伦敦和爱尔兰科克工作了一年。

在科克，我联系到一个有自闭症男孩的家庭，并且为他们做了一段时间 Son-Rise Program 的志愿者。这个关系后来证明是非常重要的，因为七年后，这个家庭的妈妈被诊断出患有骨癌和肺癌，并仅有 5% 存活率的时候，我帮助了这位妈妈。（那已经是十多年前的事了，她现在已经癌症痊愈并且非常健康，这也是说明不要相信可怕预言的另一个例子，有希望才会有好的回报。）

在大学及毕业后的这段时间，我花了四个暑假帮助管理在韦尔斯利学院的校园为青少年举办的暑期项目。后来，我在波士顿一个为学龄儿童开办的教育中心工作，并且成为南加州一家同类教育中心的负责人。这两份工作对我来说意义深远，让我的理念从商业中心模式转向教育中心模式。我发现和孩子一起工作的经历是如此有意义，以至于超过了我对于商业的兴趣，至少有一段时间是如此。

我被家长问到过我的感情生活。（确实，被刚认识的人问感情生活的细节，是让人感觉有点怪。）尽管我认为谈论前女友的细节不太合适，但是我还是要说，在这点上，我感到非常幸运。我曾非常有幸地与几位优秀而有爱心的女士交往过。尽管没有与其中任何一位结婚，但是我从这几段关系中感受到了有意义的亲密和充实。

因为与这本书密切相关，并且她给了我特别的许可，所以我将在不同的时间点，谈论我的一位前女友和她的儿子（当然使用化名）。原因是她的儿子（我们叫他詹姆斯吧）有自闭症，并且因为当我们在一起时，我们一起实施过詹姆斯的 Son-Rise Program。我超级喜爱和珍视我和詹姆斯在一起的时光，那个时候他还只有五六岁。我与他还有很多各种各样的经历贯穿本书，超越了我与其他家长和孩子工作的专业经历。

从任何方面来讲，詹姆斯的妈妈都是一位非常出色的女性。对詹姆斯来说，她是一位优秀的母亲。她有无限的精力和闪光的才智，是非常棒的相处对象。她还非常风趣，当我问她选个什么名字用在本书里面时，她选择夏洛特，因为这是她在《欲望都市》这部电视剧里面最喜欢的一个人物。对我来说，她是非常有爱、温柔和忠诚的伴侣。尽管最终我们的关系没有结果，她仍然是我最亲密和亲爱的一个朋友。

回答一个我经常被问到的问题：不，我没有任何自闭症后遗症。

我不会偷偷地想要转盘子，并且我不认为社交场合有任何困难。我就是个普通人，过着普通的生活。讽刺的是，人际交往对我来说是最轻松的领域，我在本应该很在行的领域倒是不太在行，比如组织、日常规范、技术问题等。不信你就去查查。

既然我经常收到怀疑自闭症康复和我个人自闭症康复的问题，我就在这里展开说一下。因为文化渊源，我们仍然停留在"自闭症是终生困境"的模式。这里的问题就是这种思想设定大大削减了人们对孩子们的信心，并形成了自我实现之预言。

我曾和很多家长交流过，他们从别处听说我从没康复并一直待在一家机构里面，而说这话的人从未见过我。在极少数情况下，我会遇到说这些话的人，他们一看到我是这样一个"普通人"，就改变了立场，转而说我的自闭症是误诊，并且肯定我一开始就没有自闭症。

暂且不说他们没有注意到自己转换了立场的怪异行为，我觉得这个说法很有意思，因为以下原因。还记得那个我之前说的参与了Son-Rise Program的癌症康复的母亲吗？（我知道这看起来很激进，但是请包容我。）没有人走近她说："我说，既然你现在没有癌症，你肯定一开始就没有得癌症。"显然，我们情愿承认世界上最致命的疾病可以康复，而当我们面对一个三岁的自闭症小孩时，我们就坚信这是对他一生的判决。这让我很困惑。

最后，关于我的故事，人们尽可以说出他们想说的话，因为尽管我可能是第一个自闭症康复者，但我肯定不是最后一个。二十多年来，世界各地的父母赶来参加美国自闭症治疗中心的训练项目，投入他们的时间、精力和爱，帮助他们的孩子取得显著的成效。很多孩子在我之后也都完全康复。我们怎么说呢？难道说他们都从来没有过自闭症？当然，每个孩子的经历都是独特的。我曾看到过很多孩子，他们尽管没有完全康复，但是也取得了惊人的进展。我见证过没有语言能力的孩子学会开口说话，看到过没有朋友的孩子变得开朗并结交了好朋友，看到过三十多岁的成人在离开机构环境之后独立生活，有工作、有朋友，还拥有爱情。对于我们所爱的自闭症谱系孩子来说，有太多种成长可以企及，每一个人都有他们自己的胜利。

然而，最重要的是，我们要认识到康复是可能的，所以要给每个孩子机会。尽管我们永远无法预测孩子能达到什么水平，但是我了解我在美国自闭症治疗中心的同事，并且我感觉到我们唯一的选择就是以能够康复的期许对待我们服务的孩子和成人。这样，我们就不会预先就放弃孩子的康复计划，并且肯定能让他们尽可能康复。我可以很肯定地告诉你，对我来说，和这些父母一起努力并且看到他们深沉的爱，总是会唤醒我对父母帮助我康复的感激之情。我是如此感谢能有这样的机会，和我们中心七十多位有奉献精神的同仁们一起，努力让家长同样更为有效地帮助他们的孩子。

技术背后的故事

我写这本书的目的是希望我的经历能帮助到你的小孩。这本书充满了我们所谓的自闭症核心（intel）：里面包含了你的孩子到底怎么了，以及针对孩子的失调，你可以做些什么。这些信息不局限于我康复的故事以及我和詹姆斯的经历，还包括我和其他孩子和家庭工作的经历，尤其是自 1998 年起，我为他们提供专业服务，以及大量融汇在美国自闭症治疗中心同仁们几十年来工作当中的专业知识。

我的经历是：我为 200 多名自闭症谱系障碍的儿童工作了 1 000 多个小时，为 1 000 多个家庭做过深度服务，为 15 000 多人次做过演讲和研讨会。继 2005 年至 2010 年担任美国自闭症治疗中心的首席执行官后，我现在是全球教育（Global Education）的负责人。

美国自闭症治疗中心的很多资深员工都有相当丰富的经验。我的父母从事 Son-Rise Program 的教学已经 35 年了，而其他几位高级教师也都已经有将近或者超过 20 年的教学经历。他们服务的家庭有各种各样的文化背景，他们的孩子被诊断为各种症状，分布在各个年龄段。毫不夸张地说，没有什么症状是他们没有见过的。这些奉献者们的知识和经验支持着的每个原则、策略和技术，你都将在本书中看到。

对他们来说，和家长的工作并不限于朝九晚五，而是贯穿他们的生活。比如，我的姐姐布莱恩和姐夫威廉都在治疗中心工作 20 多年了。自闭症以一种非常私人的方式和他们建立了联系，不是说布莱恩有我这么个自闭症的弟弟。而是当他们的女儿玉儿两岁的时候，表现出了大量自闭症的行为：她基本上没有目光对视，对人的兴趣转瞬即逝；她对任何感官上的输入（声、光）极为敏感，并且当任何声音太大或者太多人看着她时，她会尖叫；她不喜欢别人碰她，每天大部分的时间她都用来做重复性的刻板行为，重复地排列玩具，或者摇晃装满玻璃珠的盒子，以同样的动作不停重复。

布莱恩和威廉给他们的女儿实施了全日制的 Son-Rise Program。我把南加州教育中心的工作放下，搬回马萨诸塞去加入玉儿的康复计划，并且帮助治疗中心开展工作。当时，我以为就在那里待一年。对我而言，和玉儿在一起工作是我人生中的巅峰之一。

我真的无法用语言来评价这段经历（尽管我会尽最大的努力）。

我和玉儿在一起的时间里，有两点让我感觉非常有意义。第一点是，就算是凭我整个个人和专业领域中的经验，我都没有完全体会到有一个自闭症孩子并且和这个孩子开展 Son-Rise Program 后，久而久之会是什么样子，直到我年复一年参与玉儿的康复。当我目睹了布莱恩和威廉为了玉儿付出的高强度工作、努力、创造力和爱时，我才深切地体会到我的父母为我的付出。我一直对他们怀有深深的感激之情，但是之前我并没有发自肺腑的体会，直到我参加了玉儿的康复计划。（当然，在后来与夏洛特和詹姆斯相处的经验中，我把这种感受内化到了另一个层次了。）

第二点让我很感动的是玉儿自己。我和她一起有过那么美好的时光！她那么珍贵，我不断地感到一次次走进她的世界是我的荣幸。我发现跟她在一起的时候，我能表现出自己最有爱、有心和有创造力的一面。这样的情感联结从此影响了我和孩子们在一起工作的每个时刻。

下面是我 1999 年写下的关于我和她在一起的 Son-Rise Program 的片段，分别发生在她开始康复计划的第一年和第二年。

1998 年 9 月：小船像在波涛汹涌的海洋行驶，颠簸着。我挤在座位上，艰难地保持自己不跌下船。我看着甲板那边的玉儿，她看起来非常神奇地不受小船的颠簸和倾斜的影响。她坐在自己安置的座位上，聚精会神地盯着她的毛绒玩具（芝麻街里面的厄尼），一抹微笑滑过她光滑的、平静的脸庞。

在未受训练的人看来，我们的小船看上去就是一张紫色的毯子放在白色的地毯上，几个枕头放在一头的椅子上，一条围巾挂在另一头。在我看来，我们正坐在一艘真正的船上，与我们的朋友厄尼和甜饼怪一起，小船正在大风大浪的海面飘荡。

之前，玉儿用一个舒服的枕头给自己做了一把椅子。然后，我问她我的椅子怎么办，她很随意地放了一条围巾在我的膝头。尽管我们俩的椅子在舒适度上差距悬殊，但是我竟然非常激动，不仅仅是因为我很享受我俩在一起的时刻，还因为我现在参与的这个游戏已经进行 15 分钟了！我和玉儿玩一个互动的游戏坚持几分钟都是极为难得的，我很享受这个过程。

这时，玉儿和我的交流时断时续。有的时候她看着我和我说话；有的时候盯着厄尼或者和它玩耍，就像我不在房间一样。每当她和厄尼玩耍而不参与我们的小船游戏，我就开始看着甜饼怪并轻声而热情地和它说话。渐渐地，我用眼角的余光注意到玉儿慢慢地抬起头。她看着我，一段时间里，我们都坐在那里，手里抱着各自的毛绒玩具，盯着对方。然后（想象中的）小船开始摇晃，我跌落下船。玉儿好奇地看着我，于是我躺在地毯上伸出手要她把我拉回小船。她转过身去，重新回到她和厄尼的孤独世界。

1999 年 8 月：小船颠簸得仿佛在横渡汹涌的海洋。当我被小船摇晃得要甩出去的时候，我瞥了一眼玉儿，她也随着小船在摇晃。

她说："这艘小船晃得厉害，风浪要来了。"

"来，玉儿，让我们披上这个毯子，这样我们就不会全身湿透了。"我边说边擦掉脸上的海水。

"到这儿来，劳恩，离我近点儿。"我坐到她旁边，从她那里把毯子拉扯过来盖在身上，她则晃悠着用胳膊搭着我。

"谢谢你，玉儿，你真够朋友。"我感激地对她说，她对我笑了笑。

我几乎按捺不住自己的激动。玉儿现在已经这么贴心、友善和善于交际。更重要的是，我俩玩这一个游戏已经一个多小时了！突然，一个大浪打到船上，我跌下船了。

"玉儿，我掉到水里了。你能救我吗？你能把我拉回船上吗？"我从地毯上伸出手，她双手拉住我，把我拽了回去。

"谢谢你救了我，亲爱的玉儿！哦！"

她看着我，迷惑地问："你为什么说'哦'？"

这么简单的问题，但是在这天，我陷入了沉思。

玉儿帮助我爬回了船上……

……我们帮助她回到了我们的船上……

……就像我的父母很多年前帮助我回到他们的船上一样。

其中经历了这么多。

这么多人一路帮助了我们。

对这个小女孩来说是如此美妙的一段旅程。

我怎么能忍住不惊呼一个"哦"！

玉儿比我曾经的进步要慢一些，但是她进步了。5年后，她的康复计划完成了。她现在是一个热爱社交的年轻姑娘，有很多朋友，富有幽默感，你绝对不会相信她曾经有过这么一段经历。

现在，你可能会认为玉儿之所以是自闭症，是因为她和我有亲缘关系，并且，她有更好的康复机会。但是，你不知道的是，玉儿是布莱恩和威廉领养的，领养的时候她才8周大，而她是2岁以后才开始表现出自闭症症状的。是不是非常不可思议？（你可以输入关键词"autismbreakthrough"查找相关网址，查看玉儿的成长记录。）

　　所以不管你曾经听说过什么，请相信你的孩子是有希望的。当然，不认识你孩子的人只能看到孩子做不到的，并且他们会说得好像他们知道你的孩子做不到一样。但是你是孩子的父母，你有爱，有一生的守护和每天的朝夕相处，这些是其他人无法代替的。也许有时候你会感觉失落和被晾在一边，但是没人能改变的事实就是，你不是无能为力的，你就是希望。

　　我今天能为你写下这本书，就是因为当年别人都不相信我能康复的时候，我的父母坚信我能，所以你也应该相信你的孩子，无可推诿。你有权利保持对孩子的希望，看到他们的潜力，希望他们做到更好。

　　令我惊讶的是，某些人真诚而费劲地关注自闭症谱系障碍孩子的家长寄予的"虚假希望"。我迷惑的是，有的人认为希望会对我们的孩子有害。谁规定的对生活的宣判好于一颗开放的心和张开的双臂？

　　我的底线是：希望带来行动。没有行动，我们的孩子就得不到帮助。

　　我听到人们抱怨虚假的希望，但是我从来没有听到任何人担心错误的悲观主义。人们公认我们不希望任何人对孩子做提前的承诺。那为什么我们能容忍人们认定某个孩子做不到呢？为什么允许告诉家长他们4岁、10岁或者15岁的孩子接下来的几十年里不会有什么进展，但是给这些孩子一个机会就是虚假的希望呢？

正在读这本书的人都知道，如果有一个问题是自闭症谱系障碍孩子的家庭在我们的社会不会遇到的，那就是对他们的孩子抱有过多的希望。当然，没人能提前知道你的孩子将会做什么，那么，也不要提前决定孩子不能做到什么。让我们给孩子每一个机会去成长。

我们将一起在下面的章节来达成这个愿望。

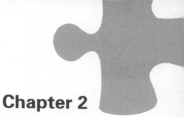

Chapter 2
参与：进入孩子的世界

好吧，那我们从哪里开始？

既然你在阅读这本书，那么我假定：

1）你有个自闭症谱系障碍的孩子。

2）你爱你的孩子。

3）你希望帮助你的孩子。

这些都显而易见，不那么明显的则是你对孩子的成长和发展施加了多少影响。

这本书将向你介绍一些简单清晰的技巧，用于帮助你的孩子取得进步。有的时候，这些方法听起来和你以前听说的方法截然不同。这不是巧合，很多方法就是完全相反的。

没关系，不用紧张，事实上你反而该感到高兴，因为这应该是你最近听到的最好的消息。为什么呢？因为如果以前的方法有效，你就不会再来看这本书了，是不是？并且，如果这本书只是重复你已经听到过或者想到过的内容，那就对你没有什么用处了。

那么这就意味着你的第一要务就是承认：迄今为止你所使用的方法并没有解决你孩子的问题。那么就让我们现在开始使用一个全新的方法吧！

什么是真正的自闭症

家长所了解的自闭症资料大多数都是不准确甚至是无用的。当然，给孩子作诊断的人会告诉你自闭症的症状，以及你的孩子多大程度上符合这些症状。但是我要说的并不是症状，而是自闭症的核心问题。

首先，让我们来说说自闭症不是什么。它不是行为异常。这点很重要，因为在 99% 的情况下它就是被当作行为异常来治疗的。作用于孩子们身上的康复方法就集中于行为改变。人们会问：那我们怎么才能消除孩子们的这种行为，然后训练他们出现那种行为呢？

问题在于，自闭症不是行为异常，而是社交关系异常。我们的孩子的行为表现不同吗？是的，但是这些行为都是症状，不是原因。比如，你看到有人在挠手臂，你的目标就是消除他挠的这个行为动作。有很多方法可以尝试。你可以叫他别挠了。也可以威胁他，如果继续抓挠就给他一个不好的后果。你还可以让他手里拿点别的东西（如冰激凌）让他分心。甚至你可以把他的手绑在身体上，这样他就没法挠了。

或者，你可以认真地查找他抓挠的原因，结果发现是被蚊子咬了。这样，你可以给他涂点止痒的药。好啦，不再抓挠了！你解决了痒这个问题，而且这个人对你还很感激。相比起来，之前的那些做法根本没能解决问题，并且还疏远了你与这个人的关系。

这个比喻清楚地说明了两者的差别：是消除孩子的症状，还是解决孩子核心的困扰。孩子表现出来的每个自闭症行为都是症状。区分这些行为并不能解决实际的自闭症问题，而是扰乱你和孩子之间的信任和关联。信任和关联是帮助孩子取得进步的重要因素。

为什么？因为自闭症是社交关系障碍。这到底是什么意思？好吧，你的孩子最大的困难就是难以和他人建立和形成关联。（我称呼"孩子"，是因为他是你的孩子，不管年龄多大，哪怕已经成年。）这是有不同的原因的，我们将在后面讨论，现在你需要知道的是：你的孩子面临的几乎所有其他问题，都是从这个问题衍生来的。

这就是为什么当你对比一个 5 岁的无语言、"严重自闭症"的孩子和一个 16 岁的阿斯伯格综合征青少年时，很多时候，你并不能找到任何相同的行为。这两个孩子看起来非常不同，但是他俩都是自闭症谱系障碍。那么他们有什么共同之处呢？

他们都有语言交流障碍、目光对视障碍，难以理解非语言的提示，不善于与人打交道，不懂社交场合，难以处理高级感官刺激，对环境的变化和别人的期许不会随机应变。并且，他们对于自己能参与的活动会产生长时间的强烈的兴趣（被有的人贴上了"着迷"的标签），而对其他活动，则表现得毫无兴趣。

很有意思吧！没有相同的行为，但是有相同的一系列深层次原因。所以，不管你的孩子在自闭症谱系障碍中处于何种状况，他们都有相同的核心缺陷。这实际上是件好事。你这会儿也许看不到有什么好的地方，没关系，然而这是真的。这意味着在你解决某一方面问题的同时，也在解决孩子面临的其他方面的问题。这也意味着本书中的所有方法都是为了让你更好地在实施计划的过程中帮助你的孩子成长和学习，而不是阻碍他；是让你和孩子建立联结，而不是与孩子做斗争。

这让我们产生了一个重要的，却又似乎矛盾和荒谬的理念：克服自闭症不是要改变孩子的行为，真的不是。

彻底的扭转

首先，我想改变我们在试图帮助孩子时问自己的问题。不要问"我要怎样做才能改变孩子的行为？"我们应该问"我要怎么做才能和孩子建立起联系？"一旦我们提出这个问题，一切就都改变了，我们的整个策略都翻转了。

你应该着重于尽最大努力从孩子的视角看问题。我不是说从生理层面，而是说在每次和孩子的互动中，你都要想象，我的孩子会怎么想。当你阻止了孩子的自我刺激行为时，他会怎么想？当你带着他去一个嘈杂的公园时，他捂住了耳朵，你觉得他会怎么想？当你的孩子沉迷于把纸撕成细条的时候，你认为这个行为对他来说意味着什么？当你的孩子喋喋不休地谈论着风车时，他迷恋的到底是什么？

我们希望从今开始，所做的每一件事都有利于让我们和孩子建立联结。这意味着你要让"成为我们世界的一员"对孩子有足够的吸引力。你希望对孩子来说，与人交流是没有威胁的、有趣的、令人激动的和感到满足的。实际上，你就是在推销人际交往。我是说真的是在推销。如果你走向你的孩子，说："小家伙，我给你个好东西吧，就是成为我们世界的一员！真的很不错的，最好的是什么你知道吗？如果你加入我们的世界，你就可以放弃所有你爱的东西，然后开始做你讨厌的事情了。听起来很有意思吧？"那么，应该没有小孩或者大人会愿意接受你的好意吧。但是，这就是我们经常做的。

是时候进行彻底的反转了。不要让孩子来迁就你的世界，而要让你成为孩子世界的学生，让孩子来当老师。

当然，你有很多很多东西要教给你的孩子。后面的几个章节会告诉你怎么做。但是如果你想让孩子真正对你和其他人提供的东西感兴趣，那么你必须先用孩子自己的方式和你的孩子培养信任、建立联结。你首先要在你与孩子的世界之间架一座桥。只有这样你才能牵着孩子的手，带着他们从桥上走回你的世界。这就是为什么Son-Rise Program 遵循以下的原则：

孩子告诉我们怎么走进他们的世界，我们告诉孩子怎么走出他们的世界。

那么我们怎么做呢？

每个人都喜欢听这句话的后半句：是的，我就是想告诉我的孩子怎么走出他们的世界；我想让我的孩子看着我、说话、学习新东西、神经正常！

然而，这往往就是我们首先犯错的地方。对自闭症谱系障碍的孩子，你不能简单地把他们从他们的世界拽到我们的世界。你不能强迫他们去学习、成长和改变，并且你也不能迫使他们与别人交流。

参　与

所以，如果你想让孩子走出他们的世界，那么我们就必须关注这句话的前半部分。这意味着与其逼迫孩子来适应他们不能理解的世界，不如让我们加入他们的世界。这样我们就能建立起关联，形成教育和培养的平台。

这样就引导我们得到了第一个关键技术：参与。什么是参与？你知道哪些是我们想让孩子停止的自我刺激行为吗？我们不要去阻止这些行为，反而要加入他们，与他们一起做。

当你的孩子表现出重复性的自闭症行为时，你也要一起做。当你的孩子搭积木时，你也要拿些积木过来自己搭。当你的孩子一边晃笔一边发出"咦"的声音时，你也要一起这样做。当你的孩子发生自我刺激行为时，你也要跟着做。（是的，阿斯伯格综合征的小孩和大人都要做自我刺激行为。他们只是表现得不同，我们将在第15章讨论这一点。）

我听到过一些担心，来自没有用过这个技术的人。他们担心参与会"强化本想让孩子停止的行为"。观点是：大人的参与会让孩子以为他们的行为是恰当的，从而引导他们继续这样做。

然而，只要你用 Son-Rise Program 的方法（我们马上会讲到）参与孩子的活动，你会立马亲见它绝对不会导致自我刺激行为。

在美国自闭症治疗中心，我们参与孩子和成人的活动已经几十年了。孩子们来自英国、尼日利亚、德国、日本、阿根廷、美国，他们有的 2 岁，有的 32 岁，有的孩子被贴上"重度"的标签，有的是"轻度"。我们从来没有发现参与会导致更多的自闭症症状，从来没有发现这样做会导致更多的自我刺激行为。

事实上，我们看到的截然相反：我们参与孩子的活动越多，孩子的自我刺激行为越少。逐渐地，我们加入孩子们的活动然后看着他们，发现他们越来越多地回看我们、更注意我们、给我们更多微笑、更多地参与我们的活动。并且他们以前沉迷的自我刺激行为也表现得越来越少了。

当我的母亲参与我的活动时，别人说她这样做是不明智的，会更引导我的自我刺激行为。别人告诉她要对我说"不"，拿开我的盘子，并且要趁我在地板上长时间转盘子的时候改变我的行为。而她急于热切地向我表达她对我的爱，与我交流，她拿起一个盘子和我一起转了起来。那时我开始看着她，对她微笑，并且对她感兴趣。

一个比喻

为了解释参与的原理，让我给你打个比方。请你想象一下你度过了艰难、忙碌的一周，实在是没有力气了（这对你来说应该不难）。终于到周末了，你瞧，终于可以休息了（这个对你来说可能有点难，但是请跟着我一起想象）。你的配偶（或者其他什么人）在照看着孩子，你可以做自己想做的事情。

你去了附近的公园，带着你最喜欢的作家写的你最喜欢的一部作品去阅读。你坐在长椅上开始阅读。这是一个难得的好天气，让人感觉非常舒服。读着书，你终于从劳累的一周中解脱出来，开始放松。你融入了书的情境中，抛开了这周的烦心事和回家后要处理的杂务，而只是放松。

这时我走向你，大声对你说："嘿，在干什么呢？怎么样？我看你读了好一会儿了，这可不是过周末的好主意，这有点够不上社交行为，也不算做什么正事。我跟你说，咱们别看书了，去看场电影吧。沿着这条路走，有个电影院在放好电影，我请你去看吧，怎么样？"

你看着我，有点不耐烦。"嗯，你看，我这一周过得很紧张，终于我可以休息一天了，我就想待在这里看书。谢谢你的好意。"我盯着你，惊讶得说不出话来。我给了你这么好的提议，去看那么有意思的电影，为什么你不放下书跟我一起走呢？也许是我没有完全吸引你的注意力。所以我就在你坐的正前方蹲下，这样我的脸正对着你的视线。我抓着你的手并且把书拿开，这样你就能看着我了。

"你好，"我说，"你能看到我吗？在这里。"我在你注视的方向打个响指，然后又把手收回到我的脸上。"你好，我在这里。电影还有 15 分钟就要开始了。起来，我们走，我们看电影去。"

现在你对我非常生气了。你站起来面对我说："伙计，离我远点儿！我这个星期很辛苦，周末就想静静地看会儿书。如果我想放假去看电影，我就会去看的，好吗？你离我远点儿，我现在就想安安静静看看书。"

突然，我意识到了。我在想什么呢？我怎么没想到呢？我知道问题的症结所在了！问题就是：你的书。显然它分散了你的注意力。我是说，你就一直盯着它看，你有点沉迷于此了。所以如果我把书拿开，问题就解决了。于是我把书抢走，你试图抢回去，但是我放到你够不着的地方了。

"哈哈，"我对你说，"跟我去看电影后我才把书还给你。"

好了。

谁都知道接下来会发生什么。最不可能的就是你决定和我去看电影。事实上，下个周六，如果你看到我靠近，你就会抓起你的书赶紧逃跑。

你孩子的经历

现在，重要的是你要了解，这个困境不是因为我想给你添麻烦，相反地，我是在试图帮助你！我的出发点是好的。我真诚地认为你独自坐一整天对健康不好，我努力劝说你去做点对自己有益的事情。

我的本意是好的。

问题是，你不是读心专家，所以你不知道我的理由和意图。你对我的了解就是两点：

1）我就在你的面前。

2）我不停地给你同样的信息。这个信息是：不要做你自己想做的事了，要做我想让你做的。

现在让我们花点时间转换到你孩子的视角。如果你的孩子有自闭症谱系障碍，会有两件事发生（我不是说只有两件会发生，而是说这两件事是重要的事）。

第一件事是你的孩子在处理和感受感觉输入信息的时候会有困难。这意味着看、听、闻、尝和感觉东西都比我们要困难。比如，你的孩子听到的声音就可能比我们听到的更远、更大、更轻或者完全不同于我们听到的。

如果某段时间安静地倾听背景的声音，你会听到许多细微的声音——汽车、风、暖气或者空调、电视的声音或者旁边房间的聊天声等。你可能直到这时才注意到这些声音，而这些就是一直都在的声音。

人的耳朵被一系列噪声轰炸。大脑的主要工作之一就是过滤不相关的声音，保留重要的声音，如你们的配偶／男女朋友的说话声（至少我们在大部分时候都觉得这些话是重要的）。

对你的孩子来说，所有的声音都以同样大的音量袭来（事实上不完全是这样，但是这是最接近你孩子的感受的，也是我们最容易理解的）。当你要孩子注意听时，什么才是他真正应该听的？在所有的声音当中，哪一个声音才是你的孩子应该注意的？

这是你的孩子不断重复的日常。你知道一整天待在机场的滋味吗？（疲惫、精疲力竭，就想待着什么也不做。）你的孩子在繁忙的机场起床，吃早餐、午餐、晚餐，然后睡觉。就算只是你的起居室，但对孩子来说就是飞机场。这就是为什么以孩子的眼光看待问题那么重要。

你也许有个这样的孩子，他很喜欢脱掉衣服光着身子到处跑。他可能会跑进房间，然后脱掉衣服。你问自己，为什么我的孩子会有这样不好的行为？其实他知道自己应该穿着衣服！事实上，你的孩子并不是"行为不当"。他的衣服很可能穿着感觉像砂纸，所以他脱掉衣服是为了舒服一点。

在我小时候，我听到的和看到的都很不同。听力测试显示我是耳聋的，测试监测到的是眼睑和皮肤的自然反应。但是同时，我又会模仿远处房间电视里面播放的歌曲。我记得有时看到的东西对我来说很奇怪，这种情况在我康复后的几年内仍然不时出现。比如，有时，我看着一个人的脸，我会感觉像拿反了望远镜一样，那个人的脸看起来像在很远很远的隧道那头。听起来很奇怪吗？但是，这就是你孩子的世界。

你孩子面临的第二大问题就是认知模式对他们来说是有困难的。这意味着对我们来说意料之中的可以理解的日常事件，对他们来说就是随机的和偶然的。这就是为什么你的孩子在不断追寻熟悉和常规。

如果我走向你，说"你好"，并且向你伸出右手，你不用想就知道，我是在问候你并且想和你握手。你知道交往的规则以及应该怎么去做。

如果我对你的孩子这样做（大部分情况下），在他看来，我就是一个伸手抓他的人。你的孩子不知道这是什么意思，也不知道该做什么。（糟糕的是，每个人都认为他应该知道该怎么做，如果他没做到，人们就会很不高兴。）你的孩子就生活在这么一个不可预测的、复杂的、喧嚣的世界。

我们任何一个人在面对如下挑战时，都会用和咱们的孩子相同的方法去应对（也许不那么极端）。我们都有过一些类似的困难状况，比如在国外。外国人不用我们的语言交流，他们的文化传统令人费解，然而我们要入乡随俗。就算是冲（不同设计的）厕所，都像是在破解密码。为什么所有的事情都不能好理解一点？！为什么不能让人们不要再嘲笑我，并且不要再让我遵守我无法理解的规则？！经常处在这样的状况下，我们就会变得不那么爱社交，而是尽量把自己隔绝起来，试图寻找熟悉和控制的感觉。同样的情况也发生在我们找到一个新工作的时候，或者是搬到一个新的地方，再或者因为婚姻而加入一个截然不同的家庭的时候。

这正是你的孩子所感受到的。事实上，你的孩子非常聪明和有创造力，他们找到了一种方法同时控制这些挑战，那就是自我刺激。

自我刺激怎么发挥作用？首先，它帮助你的孩子集中精力于一件事情上，这样他们可以最有效地屏蔽每天时时刻刻经历的感官刺激轰炸。（有意思的是，这与有的人冥想的原因相同。）

其次，通过用他们可控的方式不停地重复相同的事情，其本质是在无限随机的海洋中创造一个可预测的小岛。所以，你看，你的孩子试着用一个行为处理神经逻辑问题。他们作出了最好、最聪明的选择，这样他们就可以处理他们正在经历的状况。事实上，你的孩子不是不正常，他们在面对非正常状况的时候表现得非常正常。

这样不是很让人惊讶嘛！

回到那个比喻

让我们暂时回到那个比喻。现在想象你自己坐在公园里的长椅上，读着你最喜欢的作者写的你最喜欢的作品，就像之前设想的那样。这次我的做法是，坐在你坐的长椅上，开始读我自己带来的书。我只是看自己的书，并不跟你交谈。

过了一会儿，你瞥了我一眼，然后发现了什么。天哪！你简直不能相信，我竟然在读跟你一样的书！你想继续自己的阅读，但是忍不住惊叹我竟然也在读同一本书，你最喜欢的书。

在看了我十多次后，你忍不住了，想要至少跟我说说这事。所以你拍拍我的肩膀，然后问我为什么读这本书，我是否喜欢这本书，我还有没有读过这个作者的其他书，等等。我热情地回答了你，然后我们热烈地交谈起来，谈论我们喜爱的书以及我们喜爱的原因。

然后，我该回家了，我说了再见，走了。

下一个周末，你坐在长椅上阅读，然后我也去了（带着书）。我们读了一会儿，聊了一会儿，就分别了。同样的情形又发生了几次。

在经历过好几个这样的周末后，我们坐在长椅上交谈："嘿，你看这怎么样。下个周末，我们读的这本书的电影就上映了，我们一起去电影院看吧？"

你看到了吗？注意，在两个场景中，我最终都叫你去做了同一件事情。然而，我问的方式是不同的。在第一次的场景中，是打断你想做的事，去做我想做的。我没有兴趣和你建立好关系，更别说什么信任了。在第二次的场景中，我花了大量时间和你建立了有意义的关联，然后发出邀请。更重要的是，我们的关系是建立在共同兴趣之上的。

这是很重要的，因为，尽管 Son-Rise Program 在倡导尊重自闭症孩子这个理念方面是独特的先锋，但是在人们彼此交往时的技术方面，它并不是什么全新的理念。基于共同利益建立社交关系，基于互惠关系（"你走我的路，然后我也可以走你的"这样的双轨道路）结合，这些方式都是人们千百年来建立关联的方式。

难以置信的不是我们使用这种交往模式，而是对难以与人建立关系的孩子使用这种模式时竟然有争议！显而易见，如果一个孩子有社交障碍，我们就应该用连接和建立关系的方法和这个孩子交往，而不是用相反的方法。

此外，越来越多的研究证明，对孩子们来说，自我刺激对神经系统有各种积极功效：镇静、调节、放松。

那么，当我们的孩子终于找到让自己镇定、自我调节、和环境有效相处的事情时，我们是怎么做的呢？"让孩子的手不要乱动。告诉他们别这样做。让他们放下手里的那个东西。告诉他们应该这样做。"

需要明白的是，我们这样做是因为我们想帮助孩子，是因为我们爱孩子。但是，在孩子们看来，这不是帮忙，也不是爱。

在美国自闭症治疗中心，有个小女孩叫凯莉，参与 Son-Rise Program 加强计划（是一个直接作用于孩子的项目，后面你们会有更多了解）时，她会在眼睛外侧、太阳穴附近拍动双手。（凯莉和本书中其他小朋友的名字都不是真名。）她的父母非常爱她，一直以来都在试图阻止她拍动。"亲爱的，手别动。"他们会这样说，然后温柔地抓着她的手腕，把她的手放下来。

我们教凯莉的父母通过加入来帮助她，但是这不是我谈起她的原因。后来，凯莉做了相关的检查，一个眼科医生告诉她的父母，她的视网膜上的杆状细胞是有缺陷的。（视网膜上有杆状细胞和锥状细胞。锥状细胞能让人看到颜色和正前方，杆状细胞能让人看到黑色和白色、外围视野，以及拥有深度视觉。）医生继续向凯莉的父母解释，当她在眼睛外侧拍动着双手时，是在刺激她视网膜上的杆状细胞，以此来帮助她在房间和路上等地方定位时看得更清晰。所以，这个小女孩是在努力看，而她周围的人当然是想帮助她，对她说"手别动"，并且把手从她的眼睛边拿开。

一个叫文森特的小男孩会趴在地上，在胃部垫一个球或者枕头，来回滚动几个小时。就像凯莉的情况一样，他的父母、老师和治疗师都在试图阻止他的这一行为。后来，文森特的父母从内科医生那里得知，他有严重的慢性消化不良，可能导致了严重的胃痛。所以文森特只是在自我缓解胃痛。

如果你的孩子每天持续几个小时做某件事，肯定是有原因的。他们不会无缘无故地自我刺激（或者做其他的事情），总是有原因有目的的，否则他们不会不停地做同一件事。

你看，当你试图消除孩子的异常行为时，是很难发现这些行为的目的和作用的。这实际上也是参与的另一个好处：这给我们打开了孩子世界的一扇窗，特别是第一次的时候。这让我们有机会去了解孩子们行为背后的原因。它让我们得以回答这个问题：我们的孩子为什么这么做？他们从中得到了什么？

镜像神经元

神经内科不断研究（并且热爱）镜像神经元。[《大脑中的镜子》（*Mirrors in the Brain*）这本书谈到了对它们的发现。] 它们是每个人大脑中都有的一束特别的神经元。除了其他方面，镜像神经元让我们能认同他人、向他人学习，以及和其他人联系。

当我们看到或者有时只是听到别人在谈论一个行为或者一段经历的时候，镜像神经元就在我们的大脑中激活了。比如，我们自己打篮球投篮时会激活大脑中的某个神经元，当我们观看的篮球赛中有人投篮时，相同的神经元激活模式就在我们的大脑中发生了。你会想到的共情就是一种镜像神经元现象。镜像神经元使我们站在别人的立场上思考问题。

当你在电视上看到别人摔到膝盖，你也会皱眉，那就是你的镜像神经元激活了。当你看到别人扔球，你想象是自己在扔，这也是镜像神经元在起作用。当别人教你一个舞步，你试着跳，这就是在运用镜像神经元。当你看到悲伤的电影场景而哭泣时，是你的镜像神经元让你想象自己处在电影角色的立场上。

有证据证明自闭症谱系障碍的孩子和成人在激活他们的镜像神经元时存在困难。如果一个人的镜像神经元不能激活，那么他们就难以认同他人并对他人产生兴趣，难以被社交激励，不会看别人的眼睛，不知道在社交场合关注什么，不知道向他人学习和模仿，等等。这些听着熟悉吗？

知道吗，镜像神经元在发育的大脑中激活的一个重要方式开始于孩子参与的时候。就算是婴儿也能立即对那些和他们做相同动作的人产生兴趣。[《镜像人》（*Mirroring People*）这本书清楚地解释了这个现象，并且深入讨论了镜像神经元是怎么工作的。]所以如果我们想要帮助孩子们激活镜像神经元，那么我们就要看到 Son-Rise Program 激活的第一原则。原来，从我们的世界搭桥走进孩子的世界，这个简单的行为就能有助于刺激他们大脑中看起来有这种困难的部位。

什么时候参与

知道什么时候参与是很重要的，因为我们不是任何事情都参与。

刻板行为

事实上，你只需要在你的孩子做这种特殊行为的时候，即刻板行为的时候参与，仅仅是这个时候。

什么是刻板行为（ism）？理解刻板行为最简单的方式就是把它看作自我刺激。当然，你会问为什么我们不干脆直接叫它自我刺激呢，就像其他人一样。

如果我们用一个更容易定义的词，这个词没有消极意义的历史，也没有让人产生困惑的包袱，会对我们的孩子更有帮助。毕竟，如果我们仅仅在出现刻板行为的时候参与他们的活动，并且我们清楚地定义刻板行为，那么我们就能非常清楚我们要参与什么了。

如果你的孩子在做刻板行为，会表现出两个特征：

1）它是重复性的。

2）它是独有性的/排外性的。

我觉得"重复性"这个词不需要过多解释，但是"排外性"这个词需要说明。当我们说"排外性"，就是在说孩子的行为是不包括其他人的，意味着是一个人的表演。你的孩子不看别人，不在意别人对他的注视，不邀请别人一起玩耍，也不允许任何其他人加入。根据定义，就是你的孩子在做某事的时候，只留有自己的空间。在大多数情况下（并不是所有情况），你的孩子在做这类事情时，不会对你说的或问的作出任何回应。你可以叫他的名字，或者邀请他做其他的事情，但是你得不到任何回应。

这样想：你的孩子是一个小小俱乐部的成员，这个俱乐部有且只有他一个人。解决这个问题的方案不是毁掉这个俱乐部，而是你想办法加入进去。

当你的孩子的行为表现出重复性和排他性时，我们就称之为刻板行为。当他们表现出这种行为时，我们就参与进去。

如何参与

参与并不复杂。通过加入孩子的刻板行为进入他们的世界这样的技术非常简单。然而，有一个关键因素不可忽视。在加入孩子活动的时候，你的态度是非常重要的。

这里我们的目的不是要证明你可以复制、模仿或者镜面反射孩子的行为，这每个人都能做到，机器也能做到。

你在孩子的生命和世界里有一个特别的角色，你跟其他人不同，你也不是机器。你爱你的孩子，你在意他，还负担了他的生活。

有的时候你会疑惑你的孩子是否知道你爱他，是否知道你有多么的爱他。参与就是你向孩子表达你的爱意的方式，是他可以看见、可以感觉的方式。这意味着你要专注于感受它。你要集中所有精力爱你的孩子，并尊重他的世界。这样不仅仅有利于你和孩子建立深厚的联系，而且，当孩子停止他的刻板行为并看着你的时候，他能够用眼睛看到你对他的爱。

我简直无法表述这有多么重要。

多少次对自闭症无感的人们问你，你的孩子怎么样，然后当你回答的时候，你看到他们的眼神变得茫然，并且不自然地点头。你是否感觉他们并不是真的对你的回答感兴趣？经历过足够多这样的状况后，你就不再向别人讲述你的孩子了。

你的孩子有着敏锐的智慧和洞察力。他们能打心眼里区分你仅仅是在"复制"他们的行为，还是真心地加入他们。当然你自己也知道，所以这是真正见分晓的时候。

如果你想让孩子愿意和你分享他们的世界，你要真诚地对他们的世界好奇和感兴趣。尽你最大的努力，专心做自己的事情。现在，你可能会想问：我怎么才能专心地重复拍手、搭积木、列举所有国家的首都，或者做其他类似的事情？

是这样的，只要你在问自己这些问题，你就没有专心。当你看不起这些行为的时候，你不会对这些行为专心或者感兴趣。如果你想消除这些行为，更加无法专心做这些事。所以你得放下这些疑虑。

不是说让你放弃对孩子学习和成长的期待，只是让你不要再强迫孩子改变他们现在的行为。记住，你的孩子现在这么做，是因为这是他们所知道的帮助自己的最好方式。你应该找出你的孩子到底为什么喜欢这么做。成为孩子世界里的学生吧，想象你是在和来自外国的人一起工作，你的工作就是学习这个人的背景文化。

比如你的孩子在拍动着他的手，你就挨着他坐着（如果他站着，你就也站着）也拍动着手，就像没有明天一样。让人惊讶的是，你越对拍动自己的手感兴趣，你的孩子就对你越感兴趣。

如果你的孩子在做比较复杂的动作，比如用积木搭建精致的高塔，在玩具中来回选，重复电影的台词，用复杂而重复的方式玩手指玩偶，你仍然要用相同的方式加入他们。看孩子在做什么，专心地一起做，尽自己最大的努力做同样的事情。

注意：如果你的孩子在你加入的时候瞥了你一眼，你可以对他们报以微笑，简单地谢谢他们，然后继续加入他们的活动。

不要做什么

1. 不要盯着孩子看

一旦你开始加入孩子的活动，就不要盯着他看，或者每隔几秒钟就看他一下。你要专心做自己的事情。记住，你不是在证明自己能模仿，你是在参与孩子喜爱的活动。

2. 不要正对着孩子

这是孩子最开始做刻板行为的部分原因，就是去屏蔽正对着他的人！你要给孩子一点空间。如果孩子坐着，那么你也务必要坐着，但是不要挨得太紧。如果孩子站着或者走动，你也站着或者走动，但是不要正对着他。

3. 不要拿走孩子的东西

如果你的孩子正在排列小绿车，那么无论如何，你不要拿走他的小车自己来排列。你要用他不要的。如果你的孩子喜爱闪亮的绿色小车，而对旧的黄色小车不怎么感兴趣，那黄色小车就是你的。用和孩子相同的玩具，但不是孩子正在玩的。

4. 最重要的: 不要试图用任何方式改变孩子的行为

企图改变孩子的行为是人们所犯的最大错误，也是对整个参与策略最有害的错误。孩子是极聪明的，如果你试图用参与的方法来改变、修正或者组织他的行为，孩子会立即发现，然后整个参与技术就没用了。这意味着你不要说："宝贝，看着我！"不要试图让孩子拿着他的车和你的车比赛。不要用小花招来吸引他的注意力。

最后这一点值得多讨论一下。我理解你的疑惑，比如你也许会问："我以为，你说的参与会引导我的孩子对我和其他人更感兴趣，我的孩子会看或者交流得更多，然后刻板行为更少。那么你现在为什么说不要用参与来试图改变孩子呢？"

这是个很合理的问题。答案就是，参与会让孩子发起互动（最终取代刻板行为）。自闭症最主要的特征就是缺乏孩子主动发起和需要的社会交往。

Son-Rise Program 独特的因素之一就是它致力于发展每个孩子发起社交互动的能力。我们想要进入孩子的世界，就要等待他们自愿地开始交往，然后（仅仅是这时）通过互动邀请他们扩展和进行更多交流。

你想要孩子到我们这边来，唯一的方法就是加入他们的世界，直到他们也加入我们的世界。这是不能强迫的。

正确地参与意味着一直要参与到你的孩子停止刻板行为，并且看着你或者靠近你。这不是说你设置15分钟用来参与他们，然后时间到了，你的孩子就要按照你说的做。参与时间的长短取决于你的孩子，而不是你，这就是关键。

有趣的是，在过去的几年中，很多自闭症治疗的方法试图采纳

Son-Rise Program 的某些方面，用这些方法的创造者以为的参与方式来创造互动。问题是这些方法最终少了点什么而没有成功，因为他们仅仅是借鉴了参与，而没有理解。（讽刺的是，他们试图复制和模仿，却没有理解，这正是我们在试图复制和模仿孩子而不去理解他们时，所犯的相同的错误。）我曾经见过一些康复计划中的孩子"被参与"了一段时间——由治疗师所决定的。几分钟过去后，治疗师便努力引导孩子进入更有互动性的活动。（顺便说一句，这已经是非常好的案例场景。大部分的方法中，都没有任何努力是为了要参与到孩子的世界当中的。）

　　这也是对参与的真正理解产生真正作用的地方。参与不是我们用来诱导孩子开展其他活动和行为的小花招。参与是让孩子与我们形成联结的方法。我们发现，当我们参与的时候，孩子们对我们更感兴趣、更多地看我们，而且刻板行为更少。但是这些孩子做这些事都是自愿的，由他们自己发起。在我们的孩子与我们建立联系、相信我们，并且和我们在一起时感觉安全之后，他们就开始向我们表现出互动了，这时我们可以尝试让他们学习新的事物，这就是我们接下来的章节要阐述的。

雷吉的故事

　　不久前，一位父亲来我们的启动项目，寻求对他的儿子雷吉的帮助。现在我们来回想一下启动项目，就是之前讲过的为期 5 天的入门级训练课程，家长和专业人员学习 Son-Rise Program 中对孩子实施康复技术的基本功。像雷吉的父亲这样的家长们参与了项目，没有带着孩子一起。

他们学习增加语言、对视、交流和获得新技能的策略。他们学习处理，然后减少挑战性的行为。他们学习如何把适当的学习和感官环境结合起来，如何创造性地给他们的孩子以挑战，如何训练别人照看他们的孩子，当然还有如何获得关于孩子的积极乐观的态度。这个课程是极具互动性的，并且有丰富的活动、视频样本、问答环节以及为阿斯伯格综合征等类似诊断的孩子家长准备的突破"高功能"的部分。

我们在启动项目中所做的很重要的事情就是教家长如何参与。当雷吉的父亲开始学习时，他非常怀疑。他说他的儿子可以几个小时不停地玩乐高玩具，但是他不是像普通孩子那样玩。雷吉每天都做完全相同的事情。他会拿起他的乐高盒子，拿出完全相同的积木，拼成完全相同的东西——一个简单的 L 形结构。接着他会再拼一个一模一样的，这样他就有两个了。然后他就拿着这两个积木块，把它们紧紧靠在一起，做成一个方形。他在房间里走动，举着这个方框对着亮光和窗子，一边快速地把方框拆开又合拢、拆开又合拢。

雷吉的父亲向我们解释说，他不能想象参与儿子这样的行为。作为教师，我们发现帮助人们的一个最好的办法就是首先要试图理解：他们的想法来自哪里？我们不会做的是，当他们为实施 Son-Rise Program 里面的技术而挣扎时，跟他们争论。我们要尽最大的努力来理解他们，为他们提供帮助。

我们问这位父亲一些问题。问他为什么不能想象参与孩子的乐高活动。他回答说他实在无法忍受看着儿子做那些行为。我们再次问他为什么。他回答了，这次的情绪变得很激动。每次雷吉的父亲看着儿子玩乐高，就能看到儿子表现得多么"自闭"。而这些就验证并提醒他，儿子有多么不同，他不希望儿子跟别人不同。更重要的是，他怀疑这从某种原因上说，是他的错。他把儿子的自闭症视为敌人，而且，苍天在上，他也不打算跟这个敌人交朋友。

我们问他，当他说儿子的自闭症是他的敌人时，他是什么意思。之后，这个问题就引出了一场全班开展的有力量、有深度的讨论。雷吉的父亲那天意识到的关键一点是，因为把自闭症当成敌人，他也把儿子的一部分当成了敌人。他决定他要爱和拥抱儿子的全部，包括自闭症的部分。他应该采取的一个重要的方法就是参与儿子的活动（这个特别的转变是很多 Son-Rise Program 的父母经历的心路历程的核心组成部分）。

在那一周结束后，雷吉的父亲激动地回家用新的视角看待他的儿子。要知道，在此之前，无论何时，当雷吉的父亲看儿子玩着乐高，他都要阻止儿子。他会说不，会拿走乐高，会让儿子做其他事情。

我们还要知道，雷吉无论如何都不会看他的父亲或者在意父亲的。

雷吉的父亲之前从来没有想过参与进来，而且他也对此不确定，但是他答应过要参与儿子的活动，尝试几个星期，看看会发生什么。第二天早上，雷吉首先把一盒子乐高玩具倒出来，没有理会他的父亲。雷吉用几块乐高拼了两个 L 形。像往常一样，他开始在房间里走动起来，对着光举着两块积木，把它们合在一起又分开。

然而，这次，父亲的反应不同。他也做了自己的 L 形结构，并且在房间里走来走去，拿着积木结构拼起来又分开。不时地，他看着儿子并且真正学习儿子在做什么，这样他才能理解并且把事情弄清楚。

他这么做了，也明白了是怎么回事。他一直以为儿子只是简单地通过自己用两个 L 形结构拼凑的方框形状看东西。他错了，事实上，儿子是在看每个 L 形结构的表面。并且，当父亲做同样的事情的时候，他注意到，对着光举着积木，他会看到自己的脸映在乐高积木上。当他把两个 L 形积木分开又拼起来的时候，他脸的映像就会一会儿变胖一会儿变瘦，仿佛在照着哈哈镜。

太好了，他喜出望外！他终于明白了儿子在做什么，而这件事是非常酷的！哈哈！他回望儿子，雷吉丢下了乐高玩具并且十分惊讶地看着父亲。他的父亲也看着他，不能相信这是真的。他对着儿子笑了，享受着这一刻。雷吉也对他笑了。然后，灵光一闪，他向儿子挥挥手，雷吉也朝他挥了挥手。

这两个人，父亲和儿子，在分享着这个美妙的时刻，他们看着对方，互相微笑，互相招手。这个时刻不同于之前他们共享的时光，这是雷吉第一次真正在意他的父亲，并且表示出对他的兴趣，但是这并不是最后一次。

雷吉的父亲开始每天充满热情地参与儿子的活动，终于，他找到和儿子交流的方式了！

在参与的那一天到来之前，雷吉每天拿着乐高重复的时间长达 5 个小时。几个星期之后，雷吉拿着乐高玩具重复的时间下降到每天不到一个小时。并且，当然地，大部分的时间里雷吉是在和父亲以及其他人做有更多互动的活动。

这个故事介绍了参与方法奏效的诸多不同的因素，从给我们一扇窗，到为什么我们的孩子做那些行为来建立人际关系。也强调了其他因素。当你参与的时候，你可能会发掘出让人惊奇的现象，参与也会不可避免地改变你。如果你不改变看待孩子的方式，并且看到他们独特世界的美好，那么你几乎不可能和你的孩子以深厚的、长久的、令人尊敬的方式建立起联系。

当你完全参与孩子的活动时，你会体会到前所未有的亲密。一旦你真正加入孩子，就不会去批评或者害怕孩子的行为，并且你会和孩子发展起真正的情谊。真正的参与会让你对孩子的经历理解得更深刻，是孩子的世界里的一道曙光。

没有人能把这个经历从你身边夺走。

睡前的詹姆斯

还记得詹姆斯吗，我前女友夏洛特的儿子？好吧，几年前的一个晚上，我看到夏洛特在安顿詹姆斯入睡后，眼里含着泪水。我问她怎么了，她说没什么，实则完全相反。然后，又哭又笑地，她向我讲述了一个不寻常的故事。

詹姆斯那天一整天都表现得很乐意交流，所以当夏洛特在哄他入睡时，想要给他讲一个睡前故事。这是她作为一个母亲非常盼望的一件事：她给儿子读一个睡前故事，儿子能听并且乐在其中。但是每次预先准备时，詹姆斯都表现出不感兴趣。那天因为詹姆斯表现出很多互动，夏洛特感觉那个晚上能讲故事。

她走进詹姆斯的房间，看到詹姆斯坐在床上，拿着一本书，用手指轻轻敲着书。夏洛特知道这是詹姆斯的一个刻板行为，但是她下决心给儿子讲睡前故事了，所以她打断儿子，并说："嘿，詹姆斯，我要给你读一个睡前故事！"

他没理她，继续敲着。

"嘿，孩子，把那本书放下，现在来读个有趣的故事。"

他仍然没理她，继续敲着。

这时她被击中了（"就像被平底锅打了一下头"，她这样告诉我）。她当时把计划给儿子读一个睡前故事看得比参与孩子的刻板行为更重要。她是知道要参与孩子的活动的，但是她那么专注地想给儿子读一个睡前故事，以至于忽略了儿子给她的那么多信号。

一旦意识到这点，她马上住手，不再去打断儿子。那天她和儿子共度了美好的一天，她爱儿子，她想向儿子表达她的爱。她只是想告诉儿子，她就是爱他现在的样子。

于是她拿出自己的一本书，坐下，开始轻轻敲打自己的书。

这样做了一段时间后，她起身轻轻地退出詹姆斯的房间，好让他睡觉。就在她准备离开的时候，詹姆斯放下书，看着她，说道："我爱你。"

这是他第一次对妈妈说这几个字。

参与的期待

有一些类型的刻板行为是你不会参与的。大部分的这类行为对你来说是非常明显的，但是有的不是那么明显。

首先，如果你的孩子做危险的事，或者有安全隐患（在车流中玩耍、行驶中开车门、玩尖锐物品、站在高处的边缘），请立即阻止孩子。安全永远是第一位的，不要加入任何危险的活动中。

第二，如果你的孩子做一些诸如抚摸生殖器、抓鼻子之类的事情，我们显然也是不会加入他们的。重要的是，这并不是说你要觉得不舒服，并且强迫你的孩子停止这些行为。这类行为很常见，只是这些事你不要参与（就像我说的，这些是非常显而易见的）。

第三（不明显），如果孩子在看电视（或者录像），你不要参与。看电视是无法参与的，你所做的就是坐在那里，并不是在参与做一件事，而只是在看。所以，当涉及电视时，要么别在那个时间参与，或者关掉电视（这样更好），参与孩子所做的其他事情。

活动时间！

这是超级简单的。看看表1，你所需要做的就是找到孩子的5个不同的刻板行为，这是你以前没有加入但是现在你要参与的。

你不用一次性填完5个刻板行为，不着急。你可以先填能想到的一两个，一旦你想到另外的刻板行为，你可以隔天再回来填表。

最重要的事情是对刻板行为保持警惕，一发现就要用我们在这里所说的方法去加入孩子。

表1

刻板行为	你一直以来是怎么回应的	你现在要如何参与
1）		
2）		
3）		
4）		
5）		

在线资源

在每章的结尾，"在线资源"栏目会为你指出我的网站中的特别部分，尤其是与本章相关的部分。在那里你将会找到大量资源，帮助你更深刻地理解和应用本章的原则和技术，比如视频、网络直播、文章和照片等。

我强烈建议你使用这些资源，它们完全免费，请想用多少次就用多少次，想经常用就经常用吧。

本章的资源请搜索关键词"autismbreakthrough"，进入相关网址 chapter2。请享用！

出发点

当孩子做出刻板行为的时候，用他做事的方式加入。高兴地去做，真正投入到活动中。记住要给你的孩子一点空间，并且给自己合适的位置，这样便于他看到你。

Chapter 3

动机：孩子成长的引擎

想学教孩子新技巧和促进学习的核心吗？

我想你会想学。

如果参与是 Son-Rise Program 的右手，动机就是左手。你参与是为了让孩子到达他准备学习和成长的地方，而动机就是当孩子准备好的时候，让学习和成长发生的操作杆。

在我们探究动机原则和如何使用之前，我们来谈谈自闭症谱系障碍儿童被教育的传统方式，这很重要。

时机问题

我们所犯的最大错误就是，当孩子没有心思去获取新信息的时候，我们试图教育和挑战他们。比如，当你的孩子在做刻板行为、没有给你目光对视、你说话或者叫他名字的时候他不回应，他就是在给你红灯（我们将在第 12 章更详细地讨论红灯和绿灯）。在孩子给你亮红灯的时候，你试图教育、劝说或者争取他们，你就是在"闯红灯"。开车的时候，你闯红灯，侥幸地认为会更快到达目的地，但是结果往往事与愿违——也许遭遇了一场小交通事故，也许会靠边停车遭到处罚。同样，当你和孩子在一起的时候，你"闯红灯"，以为可以更快见成效，然而结果往往相反。

关键问题是，要在教育和挑战前，等待孩子准备好。我们称这种窗口期为绿灯。（再次说明，这个会在后面介绍。）如果孩子没有做刻板行为、看着你，或者有回应，你就有可能获得了绿灯。这个时机正好用来教育孩子，要求他们做事。（顺便说一句，如果你坚持参与他们的活动，这样的窗口期会越来越多。）

我们在正确的时间给孩子挑战，就会加快孩子学习的速度，提高互动的质量。按照孩子的日程安排学习，而不是按照你的或者其他什么人的，你的收获将让你难以置信。

动机搭配不当

动机是成长的发动机，它是你的孩子学习和成长过程中的关键因素。当孩子遵循他们自己的内在兴趣和动机时，学习会开展得迅速而猛烈。幸运的是，极少有人会因为这个观点而反对你，孩子动机的重要性已经达成了广泛的一致。不幸的是，动机原则哪怕有，也极少被长期连续付诸实践，特别是对自闭症谱系障碍的孩子。

99% 的时候，教育孩子的方式是与进步"背道而驰"的，是减速学习。他们的教育是依据日程安排、课程，以及由教育他们的成年人支配的。

在家里，成年人决定活动的发生（洗澡、学习、吃饭、玩耍），以及如何发生（用什么玩具、食物、银器、游戏、书籍）。在学校教室，由成年人来选择做什么和怎么做的体系更加盛行。就算是最好、最专注、最有才华的教师也不可能在面对一屋子的学生时，为每个孩子的个性化动机安排他们的教学，特别是每个孩子都有个性鲜明的兴趣。

更加难匹配的是，自闭症谱系障碍的孩子往往一开始就有不同寻常的、难以理解的兴趣爱好。普通儿童能找到动机的事物，对于自闭症谱系障碍的孩子没有什么吸引力。因此，传统的教学模式对这些孩子没有什么吸引力。

最终结果就是，孩子们的受教育方式和他们有动力、感兴趣的东西不匹配。一个孩子被要求坐到桌子旁填写一张表格，结果他喜欢的是星球大战的主题，能够更容易被黑武士和千年隼号飞船带入。一个孩子被要求按照特定顺序说两个新词（他就是无法理解），然而，他可能喜爱追跑，可能乐于在追跑的情境中说"追赶我呀"或者"快跑"。

一个小女孩被要求看着纸上的黑色圆圈数五个数，但是她喜欢的是恐龙。如果我们玩恐龙的游戏，如她所愿让她从中数五只恐龙，难道她不会学得更快吗?

当我们谈到利用每个孩子的内在动机这一工作方法时，我们是在说：通过匹配孩子最感兴趣的点来制订课程（比如，你帮助孩子开展的活动或者学习）。

《自己改变的大脑》（*The Brain that Changes Itself*）和《改变大脑的艺术》（*the Art of Changing the Brain*）两本书指出，如果你真想改变大脑，即让大脑处于最大限度的成长状态及促进最大限度的学习，关键就是找到并利用那个人已经具备的兴趣和动机，而不是强行灌输给某人信息以试图让其产生动机。无论是孩子还是成年人，当他们兴奋起来并且有动力时，就会分泌神经递质来激活大脑，开启成长、改变和学习。

你想让孩子学习的每一个技巧、每一个教育目标、每一个你希望孩子尝试的新活动，都要融入孩子已经找到动力和兴趣的游戏和活动中。

奖励原则的陷阱

现在，学校老师和治疗师通常会对我说："我们使用这个技术已经很多年了。我们找到了每个孩子都喜欢的东西，就是巧克力豆或者玩具，我们就用这些东西作为奖品激励孩子们去做那些我们想让他们做的和学习的事情。"

要说明的是，使用奖励是与动机方法正好相反的一面，但是我们也会做一点奖励。

现在，对自闭症儿童来说，奖励方法是一个在全世界范围内广泛使用的教学技术。（在这里我为了清晰和简洁，使用"奖励方法"这个词语，这不是一个学术或专业术语。）理解这一点很重要。我甚至不用跟你面谈，就知道你的孩子用过奖励方法。这没什么好奇怪的。

人们都爱奖励方法。嗯，这个方法很棒！它能让孩子做事！那我们为什么不爱它？

毫无疑问，当我们给予恰当的奖励，肯定有不少孩子愿意做我们让他们做的事情。然而，这样做也会带来一些很大的副作用。

1. 不好的甜点

看，如果你给我巧克力，我的第一反应就是：*巧克力，我喜欢。*我说我*真的*喜欢巧克力的时候，我没有夸张。我喜欢有巧克力外壳的食物，含有巧克力的食物，用巧克力做的食物。我提到巧克力了吗？

我告诉你这些是为了证明论点（而且先打个预防针，省得你想着给我买礼物）。如果你在我面前放一盘花椰菜，我不会为了吃掉它而努力。不要误会，我承认花椰菜是健康食品，而且我也吃花椰菜，但是它并不是我在这个世界上最喜欢的食物。事实上，我吃花椰菜纯粹就是出于某种扭曲的生理义务。

现在，你若是告诉我，如果我吃完面前这盘花椰菜，你就要给我一碗加了双份热糖浆和巧克力糖衣花生米的巧克力冰激凌，那么我们就是在做交易了。我很可能会吃掉那盘花椰菜。

但是如果你不给我巧克力，会发生什么呢？给我一份甜点有没有神奇地把我转变为一个爱素食、爱健康的人呢？我现在会一看到花椰菜就狼吞虎咽吗？

绝对不会！除非你给每一盘花椰菜都裹上一磅巧克力！让我们细想为什么会这样，因为这个原因可追溯到人们（包括你的孩子）如何做事的核心。

当我们设立奖励系统的时候，我们基本上就是在说："听着，如果你做这件无法忍受的、糟糕的、讨厌的事情，我就给你这个超级棒的奖励！事实就是，你听从我的要求的唯一原因就是这个奖励。"

[有意思的是，越来越多的研究表明，就像在《驱动力》（*Drive*）、《梅迪奇效应》（*the Medici Effect*）和《非理性的积极力量》（*The Upside of Irrationality*）几本书中所说的：在商业中，给人们提供经济上的奖励，比如对需要思考和学习才能完成的任务，预先提供物质奖励，实际上会表现出减产。]

想想这个。美国人爱肥腻的甜食。但是人们大多在成长过程中，都被关心自己的父母哄骗或者强迫吃蔬菜。这是怎么回事呢？噢，我们在激励方法下成长，至少在吃的方面如此。我们被告知，如果吃掉蔬菜，就能得到可口的甜点。当然，我们不得不吃的时候会吃掉蔬菜，但是大多数情况下，我们就把健康食物视为难吃的、强制要吃的食物，只有"通过"它们才能吃到"好东西"，即那些肥腻而又不健康的甜食。

事实上，关于甜品的这个观点是由这么一个想法臆想出来的，即尝起来很好吃的甜食是对正餐的奖励。我们为什么需要奖励？为什么正餐还不足够？如果我们视正餐为可口的和满意的食物，它就是足够的。

这就是自闭症谱系障碍的孩子所面临的场景，只是他们遇到的每一件事都要面临类似的场景。每件事情无论大小都有奖励。孩子看起来越不想做的事，他们做了这件事得到的奖励就越大。

这些安排的最终结果就是，他们越来越讨厌主动做那些别人努力让他们做的事。他们（有的时候）要做事，但是现在他们做事的唯一目的就是得到奖励。

这对这群特殊的小朋友来说尤其是有问题的，因为实际上我们是在告诉他们："让我们参加烦人的人际交往俱乐部吧，这样你就可以得到奖励了。"但问题是，**我们原本是希望人际交往才是奖励的！**这是我们的孩子走出来的唯一的通行证了。

如果你是一个普通少女的父母，你不需要给她奖励——让她跟朋友们打电话。（你可能要给奖励才能阻止她和朋友们打电话。）为什么？因为对她来说，和朋友们打电话（人际交往、社交、建立人际关系）本身就是奖励，这些活动本身就是好东西。这就是我们想让特殊儿童达到的境界。

2. 机械行为

我听到的父母们关于奖励方法最普遍的抱怨之一就是，他们的孩子会做一些有用的事情，但是他们的做事方式是"机械的"。他们的孩子会拼拼图、问好，或者在提示下和别人握手，但是他们做这些事情的时候就是程序化的，没有喜悦和自然的表现。

事实上，很多家长被告知机械行为是自闭症的关键症状。确实，许多自闭症谱系障碍的孩子表现出这些症状。然而，经验告诉我们，缺乏喜悦和自然的机械行为不是自闭症的表现，而是我们教孩子的方法所表现出的症状，是广泛和过分使用奖励方法的表现。

尽管詹姆斯仍然处于自闭症谱系障碍，但是没有机械行为；当我的外甥女玉儿还患有自闭症的时候，她没有机械行为；当我有自闭症的时候，我也没有表现出机械行为；在美国自闭症治疗中心，我们服务的许多孩子都没有表现出机械行为。机械行为在 Son-Rise Program 中一点都不普遍。动机方法不是治愈一切的魔法，但是这个方法绝对不会导致的就是机械行为。

3. 以服从为中心

我看过一个视频（作为成功的样板），里面有一个小男孩被重复告诉"穿上外套"，并且当他听从的时候，就给他一粒巧克力豆。小男孩一旦穿上外套，一个工作人员就脱掉他的外套，递给小男孩，然后再说"穿上外套"。这个方法被认为是成功的，是因为最终，小男孩能够听到指令就穿上外套。（我不是要一竿子打翻一船人，而且我也知道不是每个治疗师都用视频里面这个方法。然而，类似的一些版本，即奖励可以改变行为，活动会不再重复等，仍然是自闭症治疗的常态。）

我因为某个特别的原因强调这个视频。当我看这个视频的时候，吸引我的是，（除了我关心的这个男孩对于这段经历有什么感觉）

实际上，这个男孩没有学到工作人员想要传授的技能。那天结束后，那个小男孩只学到了一件事情：服从。我不是说服从是坏事，但是它并没有让孩子学习治疗师想要教授的真实技能。真实技能是穿上外套（以此为一个简单的例子），需要以下条件：我走出去，感觉到有点冷，就走回室内，穿上外套，再走到室外。

视频中的那个小男孩学到的只是当有人对他说"穿上外套"的时候，他就穿上外套。就像我说过的，他学会了这个行为绝对不是坏事，但是这意味着始终要有个人陪着他告诉他穿上衣服、脱掉衣服、穿上鞋子、脱掉鞋子等。

为了获得独立（感受到成功、用有意义的方式进行社交），这个小男孩必须学习真实的技能。他需要学习的不仅仅是真实的穿衣服技能，还有更重要的，即那真实的社交技能，对别人感兴趣、交流、享受互动游戏和活动等。（而不是身边跟着个人时时刻刻告诉他做什么。）

孩子或者成年人把学到的东西在不同的环境中加以应用的能力称为归纳。对于孩子来说，能归纳所学的是非常重要的。

真正学习一些技能，然后能够归纳，要求享受这些技能，对它们感兴趣，并且发自内心地产生动力去做。

用奖励的方法重复性地教，对于让孩子遵循指导并没坏处，这个方法对激发动机却完全没用。它不能让孩子对所教授的东西真心地学习、归纳、享受，以及感兴趣。在社交技能的学习中更是这样，因为这是孩子最常用的习得技能。

简而言之，以下是奖励方法的三个主要副作用：

1）机械行为。

2）孩子会讨厌正在要求他做和学习的事情。

3）孩子不会学到真实技能（仅仅是听从指导），并且，如果没有刺激→行为→奖励系统的话，他们会难以归纳技能并在新的情境中应用。

詹姆斯曾经很喜欢玩"我们一起跑"的游戏。最可贵的是，他尤其喜欢看我跑。他会说："老恩，快抛！"（他那个版本的"罗恩，快跑！"）然后我这样跑了的话，他会爆发出阵阵欢笑。（我不知道这到底算是表扬还是取笑。）我可以用跑步让他做几乎所有事情。夏洛特甚至曾经打电话告诉我说，在詹姆斯的睡梦中，他会"咯咯"笑着说："老恩，快抛！"（显然他在做梦。）你能想象用奖励方法而产生这样的效果吗？

运用动机的方法

如果动机方法不是奖励方法，那么二者的不同之处在哪里呢？动机方法是 Son-Rise Program 的另一个技术，它与奖励方法不仅不同，而且完全相反。要运用这一技术，我们必须颠覆一切。

一个好的切入点就是当你试图教育孩子或者给孩子挑战的时候，改变你的焦点。首先，起始点不再是定义你想让孩子做什么。取而代之的是，相信孩子感兴趣（有动力）的点在哪里。你的孩子喜欢迪士尼人物吗？飞机呢？体育游戏呢？科幻主题？追跑游戏？你要首先关注这些，然后思考你想让孩子做什么和学习什么。

你要写下孩子的兴趣和动机。也许你会想，我怎么才能知道孩子有什么兴趣呢？你所需要做的就是观察孩子。你的孩子在做什么？他所渴求的是什么？有什么事是他看着你做的时候特别享受的？如果你的小孩语言没问题，在不由成人主导的对话中他会说什么？

你还会想要列教育目标的小清单，或者更简单地，列出你希望孩子做的事情。明确性是非常重要的，要和孩子一起有效追随一个宽泛的目标是非常困难的。比如，你要帮助孩子做语言交流，但是"使用词语"这个目标太宽泛了，你会更想用"用'追跑'这个词语"或者"说'我想追跑'"这样的目标，具体取决于孩子的语言水平。目标绝对不局限于语言，还可以包括目光对视、孩子自愿玩游戏的时间长短、轮流活动、具体的活动（如看牙医），甚至是日常生活自理能力，如如厕训练、洗澡、吃某种并不爱吃的食物、穿戴、打扫房间等。

1. 技术

就核心而言，仅需三步就能实施动机的方法：

1）参与孩子的活动直至他不再做刻板行为了，并且能看着你（比一瞥要长）。注意：你只有在孩子已经和你交流并且不再做刻板行为的时候才可以跳过这步。

2）用有趣的方式邀请你的孩子参与到活动中来，这些活动是基于他们感兴趣的事物的（就像我们讨论的一样）。

3）初级者的版本：如果（并且仅仅是如果）你的孩子愿意参与游戏，那就尽可能长时间地玩这个游戏。比如，你的孩子爱好挠痒痒或者喜爱谈论飞机，那么只要孩子感兴趣就（带着极大的热情）参与这个活动。让孩子参与游戏就是为了拉长时间以扩展他互动注意广度的范围，并且还有他与别人交往的能力。

进阶选项：如果（并且仅仅是如果）你的孩子愿意参与你的游戏，增加一个元素。比如，如果你的孩子爱玩追跑游戏，你又成功地让他和你玩起了追跑，那么就尝试着加一个元素，如你一直表现出"跑到几乎没油"，他必须要说"追跑"才能让你去追他。

佩德罗的故事

佩德罗的母亲带着恼怒和些许的绝望来参加启动项目。她已经训练佩德罗如厕六个月了，他仍然不能小便到便池里，并且比六个月前更加厌恶与厕所相关的事物了。佩德罗的母亲在启动课程的一个问答环节提出了这个难题，但是她对于能找到解决方案并不乐观。

我们讨论了动机方法，并且花了几分钟时间想起了一个她可以尝试的方法。首先，我们让她说一个佩德罗的动机。她犹豫了一下，然后说儿子喜欢楼梯和任何有台阶的东西（比如扶梯或者高脚凳子）。她又马上道歉，说她一定是没有选对动机，因为台阶和楼梯与对准便池尿尿一点关系都没有。

我们告诉她这正是对的动机，她儿子的其他任何爱好都是。对，楼梯和台阶是与使用厕所没有本质上的共同点，但是没关系，因为这个方法预设的条件，就是把两个不一定要关联的事物（动机和目标）结合在一个活动或者游戏当中。

因此，我们帮助她设计了一个游戏。她完成启动项目回到家，迫切希望和她的儿子试一试。回家的第一天，她往佩德罗的房间搬了一把三阶的高脚凳。佩德罗走过来并爬上去，对它立即产生了兴趣。第一天，佩德罗的母亲所做的就是和他在凳子上玩，以他喜欢的任何一种方式。

第二天，她又把凳子搬进来并邀请佩德罗再玩一次。然而，这次的游戏就是把凳子搬到房子的其他地方，佩德罗只有在妈妈把凳子搬到下一个目的地后才能爬上去。

第三天，他们又玩这个游戏，在佩德罗兴奋地融入游戏的时候，她把凳子径直推到了马桶旁，并要佩德罗站到凳子上，对着便池小便。

佩德罗照做了，并且做得很愉快，没有反抗。

现在让我们花几分钟时间分析为什么这样做会奏效。你如果有这样的疑问是合情合理的：佩德罗这个小男孩花了他妈妈六个月的时间都没能完成小便训练，怎么可能现在却在三天不到的时间里尿到了小便池里？（更重要的是，佩德罗并没有要求有奖励才使用便池。在后来的几天里，他的妈妈迅速撤掉了高脚凳，佩德罗不用凳子也能小便。）事实上，我曾经担心的是，当我讲述这个故事的时候，从六个月到三天的飞跃太惊人了，不像是真的。但是这也没什么神奇的，是逻辑，而不是魔法在起作用。

动机方法作用在孩子的智力上，它起作用基于的事实就是你的孩子有智力去做他现在没有做的很多事情。自闭症没有智力问题。我们的任务不是让孩子更聪明，而是给孩子们已有的智力解锁。知道这一点后，我们可以说佩德罗不使用厕所不是智力问题，而是动机问题。他并不缺少使用厕所的聪明，只是缺乏兴趣、信任和动机。

并且，后见之明是，这个都没什么好惊讶的。首先，他每天都换那么多次尿布。所以在他看来，生活是美好的，就像生活中服务齐全的加油站！他拉屎拉尿了，就有人"嗖"地一下进来，换走脏尿布，帮他清洗干净，给他换上新尿布，听起来就很好！

　　我们当中会不会有人真的认为佩德罗晚上躺在床上会这样想：你知道的，尿布很酷，但是我直接去上厕所在社交方面会更合适一些？当然不会！是我们希望孩子能够去厕所（和做其他事情）。这没什么，我们绝对没必要为之抱歉。但是我们需要意识到，既然是我们想让孩子做这些事情，那让他们像我们一样对这些任务感兴趣，就是我们的工作。

　　第二，在佩德罗的母亲来询问我们之前，她花六个月时间努力训练孩子如厕的行为，几乎就是所有家长和教师会做的。她强迫佩德罗使用厕所，甚至在他不需要的时候。她向他提供奖励，这马上就传递出一个信息，就是上厕所不是什么有趣的事，他要因此获得一些奖励。并且他以非常死板的方式接受了这个信息：上厕所有一个正确的方式和一个错误的方式（比如没尿进马桶就是错误的方式）。

　　佩德罗就想："哼，我更喜欢换尿布。没人逼迫我，而且我不会做错什么。"讲真，我们不能怪他。

　　佩德罗的母亲做得聪明的地方就是用佩德罗已有的兴趣来实施动机方法。她没有逼迫他而打破信任，而是把如厕改变成对佩德罗来说有趣的和有动力的活动。

　　重要的是，这个案例说明了用动机方法掌握一个基本技能的例子。请不要以为这个方法仅仅对这类技能有用。事实上，这种策略对更复杂的技能也是难以想象地有用，比如社交和对话技巧。我们将在第15章的这个栏目讨论另一个个案。

活动时间！

看一下表2，你会注意到有两栏。在左边的一栏写下你孩子的五个动机或者感兴趣的领域。（不要担心顺序。）在右边的一栏写下五个特定的、短期的教育目标。这是你努力让孩子学习的目标。

现在，用一条线连接一个动机和一个目标。你会怎么决定将哪两个项目用线连起来？

这并不是说动机和目标要很相似或者自然地"配在一起"。记得本章中的例子吗，佩德罗的母亲把高脚凳和上厕所联系起来？这两件事情并不相似。另一个训练儿子目光对视的母亲利用了儿子对飞机的兴趣。一位训练女儿语言的父亲利用了女儿对迪士尼人物的兴趣，所以你也尽管放手去尝试吧。一旦你连好了一对动机和目标，就开始连接第二对，一直到所有的动机都有目标来配对。

这将是你为了帮助孩子获得技能、达成目标而开展的活动和游戏的蓝图。你可以从这个蓝图开始，构想出一两个你可以和孩子一起玩的游戏或者活动，让他从中获得进步。

表 2

动机 / 感兴趣的领域	教育目标
1）	1）
2）	2）
3）	3）
4）	4）
5）	5）

在线资源

欲获取更多关于本章方法和技术的深度帮助，请搜索关键词"autismbreakthrough"，进入相关网址 chapter3。希望你能找到好的资源！

出发点

记住之前我们提过的三步法则：

1）参与孩子的活动直至他不再做刻板行为了，并且能看着你（比一瞥要长）。注意：你只有在孩子已经和你交流并且不再做刻板行为的时候才可以跳过这步。

2）用有趣的方式邀请你的孩子参与到活动中来，这些活动是基于他们感兴趣的事物的（就像我们讨论的一样）。

3）初级者的版本：如果（并且仅仅是如果）你的孩子愿意参与游戏，那就尽可能长时间地玩这个游戏。比如，你的孩子爱好挠痒痒或者喜爱谈论飞机，那么只要孩子感兴趣就（带着极大的热情）参与这个活动。让孩子参与游戏就是为了拉长时间以扩展他互动注意广度的范围，并且还有他与别人交往的能力。

进阶选项：如果（并且仅仅是如果）你的孩子愿意参与你的游戏，增加一个元素。比如，如果你的孩子爱玩追跑游戏，你又成功地让他和你玩起了追跑，那么就尝试着加一个元素，比如你一直表现出"快要跑到没油"，他必须一直要说"追跑"才能让你去追他。

Chapter 4

创造性：为孩子开展游戏和活动时，
如何保持新奇性和创造力

Son-Rise Program 之所以独特和有意义的因素之一，就是它利用了人们（包括你）照顾孩子时的创造性，但是这一点也让有的人害怕。因为这个原因，所以花点时间聚焦于怎么产生（并保持）创造性是很重要的。只要你掌握了本章教授的方法，就可以产生无穷无尽的主意了。

为什么要开展会产生压力的游戏和活动

好的，在展开之前，我们有必要解释一下房间里的大象[1]。我们可以整天讨论动力，但是如果我们不用起来，就完全不起作用。并且如果你对此感到紧张和有压力，你也不会去使用这个方法。如果你像我曾经共事过的其他家长那样，你也许会对自己说：**这个策略从字面上看挺不错，对于有创造力的人来说很棒，但是我就是不那么有创造性，我想不出什么好主意。如果我能想到什么好主意，之后也很快就想不到了。**

你要知道的重要一点是，有这样的想法很正常。这与你作为家

1　房间里的大象，是指对于某些显而易见的事实，集体保持沉默的社会现象。可参阅《房间里的大象：生活中的沉默和否认》，重庆大学出版社。——译者注

长的身份是毫不相干的，也不是说你毫无创造力，或者说你不能有创造性地做事，甚至也不能说这对你来说很难。只能说明你对什么是创造力以及怎么挖掘它有不准确的认识。

如果现在要你坐下来想出 10 个关于孩子游戏的好想法，还要基于他们的动机，这就会非常艰难。首要原因就是你对自己的态度。你不够有创意（或者类似的不足），有这样的观点也许是正常的，但是这是不自然的。

不要践踏你的创造力

每当你想到自己不够有创意时，就要停止这个想法，并且提醒你自己刚才这么说是基于对创造力的不准确的认识。你绝对、毫无疑问地有创意。我这样说不是打鸡血的动机演讲，而是因为每个人都是有创造力的。我从来没有遇到过没有创造力的人，人类的大脑天生就有创造力，说你没有创造力就像说你没有脑子一样。既然你还活着并且在阅读这本书，我就不妨大胆地说你是有脑子的，也是有创造力的。

你可能遇到过你感觉比自己有创造力的人。你需要知道的就是，这些人并没有比你更有创造力，他们只是没有践踏他们的创造力。

我们以三种主要方式践踏自己的创造力。

1. 我们告诉自己我们没有创造力

这会扼杀我们可能拥有创造力的机会。与压抑的和愤怒的创造性艺术家的文化刻板印象相反，你要让自己的大脑释放、放松、积极向上地流淌一股自由的思想。所以，你要向自己承诺你不会再妄自菲薄。

2. 我们审查了自己的思想

我们大部分人都只是在等待（或者仅仅写下）"好"主意。这会束缚你产生创意的能力。你要让想法喷涌而出，真的！尽你所能尽快地想主意，追求数量。

列出与你孩子的兴趣和目标匹配出来的清单，然后尽你所能地想出一些游戏来包含兴趣和目标当中的一个。如果很难，就慢一点，从看着孩子的动机清单开始，对于每一个动机，尽可能多地想出游戏和活动。

如果你发现自己在评价想法，要告诉自己你的目标就是想出很多"坏"主意。"坏"主意是很好的！我们很多绝妙的主意都是源于最开始我们认为的"坏"主意。

比如，我喜欢想出事物的标题或者名字。我经常这样思考美国自闭症治疗中心的课程名称。我们有的课程名字就是来自我的创意练习。我所做的就是坐在椅子上，放松，让自己为手头的工作活跃起来，然后尽可能快地在电脑上打出我所能想到的名字。过去我曾经试过只记录"好"主意，一个小时后，我只想出来一两个，而且也并不好。当我容许可能"坏"的主意冒出来时，一个半小时后，我就列出来一份长长的清单。

无论如何，不要审查你的想法。如果你有一份足够长的想法清单，你可以回顾你的清单，一个一个推敲你的想法来丰富它们，并且丰富你的游戏和活动的细节。如果这个时候有的想法看起来不起作用，你大可以放弃这些想法。但是不要轻易放弃任何想法，除非你已经列出了一份足够长的清单。

3. 我们坚持完美

我们告诉自己，我们的想法必须配合孩子，我们预先否定我们的想法，因为我们自己想出来的行不通的理由，以及孩子不能配合的原因。此外，在尝试过后，我们放弃了很多想法，因为孩子没有马上表现出感兴趣。

除非你会读心术，不然在这个世界你绝不可能想出和试行能在第一时间或者立即抓住孩子兴趣点的想法。有的想法能立即见效，但是绝大多数不能。你知道有多少次我想到一个游戏，向我辅导的孩子推荐，然后眼睁睁看着游戏当即失败吗？很多次，当这样的事情发生时，我就对自己说：好吧，那样当然不行。我下次就试试不同的，或许下次或者下个月我可以修正一下这个游戏再试一次。

你的想法必须要完美且行得通，把这样的信念收起来扔出去。你将会感觉解放了，甚至更重要的是，你不会压抑自己的创造力，你需要最大化自己的创造力来帮助孩子。

创造力培养技术：添加一个项目

我们谈论过了当根据孩子的动机创造游戏和活动时，我们不要做什么，那么我们应该做什么呢？

首先，让我们谈谈简单易懂的游戏创作技术，这是我从姐姐布莱恩（美国自闭症治疗中心的执行主管）那里学来的。

布莱恩常常教家长的一项技术概括起来就三个字：加一物（添加一个项目）。

想象一下你在努力思考如何在语言训练的游戏中加入追跑，因为你的孩子喜欢玩追跑游戏。不要试图想出所有可能改变或者扩展追跑的方式，以此来帮助你的孩子产生更多语言，你就简单地加一个项目。可以是他必须说出"追跑"这个词来让你追他；可以是每隔一段时间你突然站住，他必须叫你或者说"跑"让你再次跑动；可以是你以慢动作追，或者仅仅是单脚跳。如果你的孩子语言发展得更好，可以是你每隔一段时间就停住，他必须回答一个问题才能让你继续。

当你开始使用这项技术，请确保你坚持只加一个项目——不是两项也不是三项。从你能想到的最简单的事入手，你可以：

- 加速
- 减速
- 跳过一级
- 做一件蠢事
- 只用高音
- 添加一个额外的步骤
- 跳过一个台阶
- 改变一个游戏规则
- 添加一个要求或者挑战

查理的故事

"添加一个项目"的技术同样适用于复杂的游戏。我最近在英格兰帮助一个名叫查理的9岁男孩，他非常健谈。他热爱历史，尤其爱想象不同的时代（如20世纪20年代，或者19世纪）以及当时是如何不同的。我当时在查理家里，开展的活动名为拓展，这是 Son-Rise Program 的教师或者工作人员花几天时间到孩子家庭里帮助他们开展项目的活动。

如果一个家庭和教师在做拓展，正如查理的家庭和我做的一样，教师就观察家长和孩子相处，给他们以指导和反馈。教师也向其他为孩子工作的人提供反馈，并帮助家长最有效地训练他们。当然，教师还要回答所有的问题，并处理发生的状况。我们有很多员工开展这样的拓展活动，而我的日程不允许我做太多。我真正享受的拓展部分就是我可以直接和孩子相处的时间段。

在查理这个案例中，我基于他对历史的兴趣策划了一个游戏。在我们的游戏中，我们使用时光机器。我们会进入时光机器，当我们穿越时光时，会颠簸，然后我们会走出时光机，在无论什么时代进行一段短暂的探险。我预先安排好这些，但是我没有准备的事情还是发生了。

这是我第一次和查理相处，所以我设计这个游戏的目的就是建立我和他之间的信任，并且尽可能让他多和我交流。然而，我们的游戏超乎我想象地成功。查理完全投入了游戏的方方面面，丝毫没有表现出对我们互动的厌倦。所以我意识到，我还有空间可以挑战一下查理。

我知道查理在语言方面没有缺陷，他主要的挑战就是在游戏中的变通性，不能让游戏根据别人的意愿发生改变。查理希望游戏和活动以特定方式开展，对别人引发的改变不会常常都顺从。这听起来也许对小孩刚学说话的你来说是小事，但是这种变通性的障碍会对孩子交朋友的能力或顺利过完在学校的一天产生深远影响。（更多内容请见第9章。）

既然我们正在游戏过程中，那么我只有几秒钟来决定怎样以这种方式来挑战查理。我当然没有时间坐下来策划一个设计精密的计划，所以我回到只改变一个项目的想法。每次我们重返时光机器去到某个特定的年份，我就问查理一个问题。这个问题是：你想和朋友们一起做的，而我们去到这个年份不能做的一个活动是什么？（你将在下一章节理解为什么我会问他喜欢和别人做什么事情，而不是简单地让他回答关于我们要去往年份的一个现实问题。）

请记住，我保持了这个游戏的其他部分不变，仅仅改变一个方面。最开始，就这一个改变对于查理来说都是挑战，他希望能马上去往下一个历史时刻。一段时间后，因为我坚持这一个改变，他做得越来越好，越来越有耐心，也越来越能变通。

那天晚些时候，他的一个工作人员来了，他跑向她，上蹿下跳激动地说："罗恩和我玩得很开心！我们建造了一个时光机器，去到了过去和未来！"而我甚至比他还要快乐。

创造性技术：任何事情都有无限可能

另一个我觉得很有用的提升创意或者说产生活动的技术就是：任何事情都有无限可能。听起来很奇怪，其实意思就是房间里的任何东西都可以是你想要的东西——任何东西都可以适合你的目标。

几年前，BBC 曾经记录下一个家庭参与 Son-Rise Program 的过程。（如果你想要我们给你寄送这个纪录片的 DVD，请联系美国自闭症治疗中心。非常让人难以置信，也很感人。）其中有一幕很有趣，是布莱恩和一位母亲在一起工作，帮助她在构思和儿子玩的游戏时更有创造力。布莱恩拿出一个水瓶对那个母亲说："那么，这个可以干什么？"这位母亲非常真诚地说："用来装饮料？"

这事看起来很好玩，是因为这个母亲一开始做的事情，就是我们被训练去做的，那就是完全按照世界既定的样子做事。如果有人告诉你这是一个水瓶子，那就只是一个瓶子。随着纪录片画面的继续，布莱恩向这位母亲展示了如何不费力气地想出更多关于瓶子的创意：梳子、小号、火箭、耳环、望远镜、电话，等等。很快，这位贴心的妈妈就着手挑选最好的创意了。

当你策划和孩子一起玩的游戏和活动时，记住任何东西都有无限可能的原则。你甚至可以预先实验几个想法。比如，拿一个水瓶、一支笔、一个球和一个锅，花15分钟思考这些东西还可以有哪十种其他用途。

我的父母能够将Son-Rise Program发展壮大并且每天都想办法帮助我的原因之一，是因为他们从不抑制创造性，而是想尽办法培养他们的创造力。直至今天，他们仍然是我所见过的最有创造力的人，不是因为他们天生就有创造性的头脑，而是因为他们有促进创造力的主动选择的态度和视角。（我们将在第17章详细讨论态度和视角的重要性。）

实际上，他们常常做别人会称为是"试验和错误"的事。当有的方法不起作用的时候，他们并不视为失败，相反，他们将其视为绝妙的机会，可以收集什么能做什么不能做的信息。所以，这真的不是"试验和错误"，而是"试验和信息"。

活动时间！

现在刚好来拉伸你的创造力肌肉，通过运用任何事物都有无限可能的原则。表3列出了4个日常家用的物品，在每个物品下面，请写下它们分别可以变成的另外7样东西，这7样东西是你可以在假装游戏中拿来和孩子玩的。唯一的规则就是这7样东西不能和原本的东西相似。（比如，你不可以在"水瓶"的下面写下"水壶"或在"炒锅"下面写"平底锅"。）

表 3

序号	炒 锅	枕 头	尺 子	水 瓶
1）				
2）				
3）				
4）				
5）				
6）				
7）				

在线资源

想获得本章方法的辅助资料，请搜索关键词"autismbreakthrough"，进入相关网址 chapter4。跳跃吧，创意博士们！

出发点

在和孩子的每日活动中都要实行任何事物都有无限可能的原则。下次你和孩子吃饭的时候，可以把勺子当成一架飞机，把平底锅当作鼓，拿一块孩子的毯子铺在地上，假装是飞毯。

做这样的练习可以拉伸你的创造力肌肉、舒展你的大脑，这对开展有效的动机为基础的活动至关重要。最重要的是，你将和孩子一起共享更多的欢乐。

Chapter 5

社会化：Son-Rise Program 的发展模式

很多时候，你的孩子接受的教育是最没有用的教育。

在给自闭症谱系障碍的儿童教授学科方面，全国（实际上是全世界）范围内都存在一种痴迷。教一些学科方面的东西听起来是个好主意，但是它对我们的孩子真的没什么用处。请耐心等待，你将看到为什么。

小宽的故事

我坐在小宽的家里，观察他活动。这是我第一次和他的家人一起工作，他们最近刚听了我的一次讲座，但是还没有到美国自闭症治疗中心来参加启动课程。他们曾参与应用行为分析项目（ABA），大多数人认为这是非常优秀的居家康复项目。

小宽在厨房里跑前跑后的，当 ABA 治疗师来家里时，他还是跑来跑去的，忽视了她。她站在小宽面前（这样他不得不暂时停止），并且手伸在他面前的几英寸处，说"查看日程"。她的手上拿着图片交换交流系统（PECS）卡和一张我不理解的图片。

小宽立即停止跑动，走到为他定制的桌椅前坐下。他的治疗师在他的正对面坐下，并飞快地拿出一些闪卡。她转向小宽，并说："告诉我你已经准备好了。"

他坐直，并把手掌朝桌子放好。

"好孩子。"治疗师赞许地说。

她把卡片翻转过来，每张卡片都有不同的颜色，一张红色、一张绿色、一张蓝色。"小宽，指出蓝色的那张。"

他指出了蓝色的那张卡片。

"好孩子，小宽，"她说着给他一个他喜欢的玩具，"现在可以休息两分钟。"

小宽玩起了他的玩具。

两分钟后："好的，小宽，告诉我你已经准备好了。"

他坐直，并把手掌朝桌子放好。

治疗师给小宽看另外三张卡片，每张都有不同的数字。"小宽，指出数字 2。"

"好孩子，小宽。"

他们就这样持续了两个小时。

这是我所见过的最成功的 ABA 场景。过去，我曾经亲眼见到孩子们尖叫、打人、咬自己或者在这类场合彻底崩溃。但是小宽已经被训练得完全服从了。并且我完全理解为什么有这样的场景，包括"成功的"结果，对他的父母和治疗师来说那么诱人。（同时，我知道他的父母总觉得有什么事不对劲，不然他们不会去听我的课，也不会安排我来他们家里观摩。）

小宽很遵守规则，他也知道不同的数字、颜色，以及家用物品的名称。

另外：

小宽没有朋友。

小宽不能和别人玩游戏。

小宽对旁人没有兴趣。

小宽的语言十分有限。

小宽几乎没有目光对视。

小宽不参与想象的游戏。

小宽不会因为玩笑而笑，或者他根本不知道什么是玩笑。

当他和自己的玩具在一起的时候，他能持续几个小时做刻板行为。

小宽如所有的自闭症儿童和成人一样，有社交关系障碍。他的困难是社会和人际关系方面的，不是学习上的。不管他能说出多少种颜色，不管他在数学上能取得多大的进步，以现有的技能，小宽不可能在社交和互动上获得成功。

小宽学习颜色和数字有坏处吗？当然不是，只是这些没在点子上。

小宽的父母对他期待更多，他们开展了 Son-Rise Program 来帮助他在最需要的领域获得提升。他的经历充满着改变和成功，这真的激发了我，尤其是在一两年后我回去看小宽的时候（我也曾在期间去过几次）。当我到达他家时，我听到他打开窗户喊我："你好，罗恩，你是来和我玩的吗？"

当我回答说是，他就会在门口等我，牵着我的手，带我去他的游戏室玩耍。

数学（以及其他学科）的问题

如果第 3 章主要是讲如何教，本章主要是讲教什么。

学校一门心思给自闭症谱系障碍的儿童教授学科课程是有原因的。首先，学科是学校教育的目的。学校的所有事情都是为教授数学、阅读、科学等学科设计的。这无论如何都不是对学校的批评，这是学校应该做的。

另外，对学校和治疗师来说，学科是容易摘的果子，是最容易取得（和测量到）进步的领域。对家长来说，他们能够看到（或者能轻易向别人解释）他们自闭症的儿子或女儿能够说出颜色、写出名字，或者数数（抑或，从另一个方面看，他们阿斯伯格综合征的孩子能够读莎士比亚和做微积分），这些就为证明孩子们取得了进步提供了有形的证据。

所以我真正地、真诚地理解教授学科的表象。

但是给自闭症谱系障碍的儿童教授学科知识真的不起什么作用。

自闭症不是数学障碍，也不是颜色命名障碍，更不是阅读障碍。它是社交、关系、人际、互动的障碍。我知道我们已经讨论这一点很久了，但是它怎么强调都不过分。

当你晚上睡不着躺在床上的时候，想着并祈祷着孩子的将来，你会祈祷有一天孩子能够在数学方面取得好成绩吗？你会期待着有一天孩子能够背诵化学元素周期表吗？

或者你会希望和祈祷有一天你的孩子会有好朋友？你的女儿会说"我爱你"，且是发自内心的？你的儿子能够找到人生伴侣？你的孩子能够长大过上幸福、独立、有意义的生活？或者甚至是你的孩子为了开你的车去和朋友玩而跟你吵架？（我听说过一位母亲，她梦想着有一天她的儿子能够向她抱怨自己的税款。）

我们需要认真思考什么才能让我们孩子的人生充实、满意、丰富和有意义。学科学习不是这些问题的组成部分。不管你的孩子取得多么让人惊讶的学科成绩，这都不能帮助他去和别人建立人际关系、开玩笑、交朋友和做其他喜欢的事。

我是不是说学科就是无意义和没用的呢？当然不是，它们是有价值的，但是它们只是对那些具有社交功能的人有价值，并且只有社交享受、练习和参与能够产生价值。事实上，社交技巧甚至对于学校经历的各个方面取得成功都是必需的。你的孩子要能够和老师及同学相处，并且有能力处理各种活动、噪声、更换教室、学校一日的变化等。很讽刺的是，在学科方面取得成功根本不重要。

我表达得十分清楚，我并没有反对学科。我自己的学习生涯以及我曾就读于常青藤联盟大学的经历，足够证明我极其重视教育和学科学习。但是对我们的孩子而言，首先就聚焦于学科学习是与他们的康复完全不相关的。除非他们能和其他人以及世界自由地联系，不然这就是本末倒置。

在 Son-Rise Program 中，我们教很多孩子阅读、写作、做算术。但是我们都是在孩子达到很好地与人交流和建立联系的阶段之后，我们才教授孩子这些科目的。当孩子跨过桥从他们的世界来到我们这边，那么我们就要想尽办法教授他们学科课程。

我的父母不是把我看作普通的技能缺陷、行为受限的小男孩，而是看到了真正存在的问题。早在 1974 年，他们就理解到，我不只是一个失去技能的小孩，我失去的是社交技能。就是看到了这一点，他们不仅仅领先时代几十年，而且他们是当时唯一真正"懂"自闭症的人。因此，我的父母在三年半时间里，集中精力在我的社交发展上。

自我康复后，社交、人际方面成为我感觉最容易的部分，同时这些领域也是我感觉到最满意和充实的。在高中，从数学到英语，从科学到西班牙语，我各科学习都很平衡，所以我能轻松选择科学、数学或者计算机科学专业。我选择极为偏向社交和人际方面的专业是因为我觉得这是最有意义的。

我的父母建立了美国自闭症治疗中心，而且仍在其中全面任教，他们至今都相当配合人们的社交和情绪状态。我们课程班中的学员们都常常惊讶于我父母对他们的观察，因为他们在此之前甚至什么都没有说。

你也许会疑惑，如果我的父母这么广泛地介入我的社交发展，那当我进入学校后，学科学习怎么样？是的，最开始，我是没有什么学科技能，所以我的父母和我（后自闭症阶段）一起补习。这是整个过程最容易的部分，即给一个神经功能正常、已经完全联结并全面融合到社会的孩子（我！）补习功课。

如果几年后，你最大的抱怨是你的孩子现在已经完全和社会联结，但是在数学方面有点落后，那是个多么好的问题啊！

卡勒姆的故事

卡勒姆是来自爱尔兰的一个自闭症男孩，他没有语言，并且深深沉浸在自己的世界。他与人联系和交流不能持续几分钟。在实施 Son-Rise Program 两年半后，卡勒姆成功地融入了学校。他很贴心也很有感情。看到卡勒姆的转变和卓越的进步，政府指定的专员成了一个热情的志愿者，告诉其他家长 Son-Rise Program 是她见过真正起作用的唯一方法。

而刚开始的时候，她曾劝卡勒姆的父母不要参加 Son-Rise Program。

一天，在卡勒姆的康复项目中，他和他的父母走在一个有池塘的公园中，他在享受着美妙的时光，微笑着，喂池塘里的鸭子，玩得很开心。他的父母也很高兴，因为卡勒姆看起来很放松，就像他们希望他有朝一日能够成为的完全投入的孩子那样。

然后，卡勒姆注意到这个公园的另一头有一群小朋友。他的父母满怀期待又带有些许紧张地看着儿子走近他们。他会怎么做？他能轻松和其他孩子交流吗？他们会注意到他的与众不同吗？毕竟，这是他们努力的目的，这是个关键的时刻。

卡勒姆加入了这群小朋友并开始和他们交谈，他们也回应了，他成为这个群体的一部分。神经功能正常的孩子家长都不会注意到这样平常的瞬间，一件"普通的"事情。但是对卡勒姆的父母来说，这仿佛是天堂降临。他们曾以为这样的事情不会发生在儿子身上。他们不辞劳苦地参与 Son-Rise Program，让儿子做另一种训练，而他们现在看到了付出的劳动和爱结出的丰美果实。这是他们永远不会忘记的一天。

没有什么数学、阅读或者科学能够把卡勒姆康复到今天的状态，只有社交的专注和人际交往能给孩子一个如此光明的今天。

克服 VS 补偿

让我们回到几页前曾谈到过的点，记得我曾说过学科是容易摘的果子吗？为什么是这样？

当我们针对孩子或者成人的学科开展学习时，我们是在对大脑非自闭症的部分工作，这个部分实际上是在工作的。（如果没有工作，往往是因为孩子把自己封闭在自己的世界中，智力在那个世界中是看不到的。）

大脑中非自闭症的部分，在完成拼拼图、说"谢谢"、学习日程等任务时，也在工作。所有这些领域对大部分的家长和老师来说都是很诱人的教育机会，因为这都是最容易教的，并且充斥着一个大多数人们对孩子的基本目标：补偿。

补偿的观点是，既然孩子在社交方面有缺陷，我们就要教他们使用能使用的那部分大脑，努力做到很好，以此来补充缺陷的部分。比如一个人失去了一只手臂，人们就要教育他把仅存的另一只手臂用好，这是出于同样的思考。在失去手臂的案例中，这确实是补偿，因为他的手臂不可能再长回来了。

不幸的是，这样的思考对我们的孩子来说没有意义，除非你认为我们的孩子不可能在社交和人际关系方面成长和进步。紧盯着帮助孩子进行补偿，会导致我们忽视关键所在，就是：克服。

为什么不花时间和精力来帮助我们的孩子克服他们最大的缺陷（社交），以此来代替仅仅满足于帮助他们通过学习拐杖式技能来补偿呢？为什么不瞄准真正有用的目标，而不是补偿功能呢？这样的话，即使我们没有击中目标，仍然帮助我们的孩子在一个领域中前进了，在这个领域中，任何进步都能带给他们不可估量的长期益处。

帮助我们的孩子克服困难总会比帮助他们补偿得到更多令人满意的结果。

锻炼无力肌肉的重要性

试想一下，我生来就大腿肌肉无力，因此我不能走路。假设你是我的物理治疗师，你将怎么帮助我？

你可能会实施的一个方法是在接下来的一年里，集中训练我的手臂肌肉。你会辩解说，毕竟我的手臂是完全健康和能够锻炼肌肉的。你可以指出强壮手臂的所有好处，既然我不能对我的腿做什么，强壮的手臂至少能帮助我活动。但是这方法肯定会招致争议的。

而与之相反，你可能会考虑：无论我花多少时间训练我的手臂，不论你帮我把手臂训练得多么强壮，我终究不会走路。所以你会选择完全不同的一种方法，基于这个事实：我唯一能走路的机会就是你能帮我锻炼腿部肌肉。要走路没有别的办法了，不管手臂力量怎样强大，都没有任何帮助。

这个比喻解释了锻炼无力肌肉的原理，这是个非常有用的方法，尽管在短期内要做更多工作。但长期来看，锻炼无力的肌肉回报颇丰。对大多数人来说，锻炼强壮的肌肉是很有吸引力的，我能理解为什么。因为我们能看到胜利的模样，并且是即时的回报。

但是我们锻炼强壮肌肉的时候，已经被无力的肌肉制约了。如果腿无力，强壮的手臂永远也不能让我们行走。

当我们锻炼无力肌肉的时候，一开始可能会感到吃力，但是久了以后，就没有限制了。锻炼强壮肌肉肯定是没坏处的，但是除非我们锻炼无力的肌肉，不然其局限会一直制约着我们。

这与你们的孩子有什么关系？孩子的"无力肌肉"就是他的社交能力肌肉；孩子的"强壮肌肉"（或潜在的强壮肌肉）就是他记

住电影台词、说出颜色名称、自我介绍、词语、日程、方向感方面的天赋，同样还有在数学、机械或者画画方面的资质。简单说来，这些"强壮肌肉"可能表现为完美地搭积木、精准地平衡物品，或者每一次都用相同的顺序摆放玩具。

你的孩子有强壮的肌肉，这点很了不起，而且你的孩子终于有机会发展这些方面也没什么不对（甚至你可以在游戏中使用这其中的部分作为动机）。只是首先，你要帮助孩子锻炼他的无力肌肉。

锻炼无力肌肉能为你的孩子打开一扇满足、独立、感情充实生活的门。甚至，如果你的孩子还是想成为一名数学家，如果不锻炼无力肌肉，也很难达成这样的愿望。甚至日常家庭事务，比如一起吃晚餐，去商店或者公园，玩游戏，看医生，或者一起出门，都需要基本社交、应对能力和变通性。当这关系到我们特殊而独特的孩子时，我们绝不希望不锻炼无力肌肉。

社交目标先于学科目标

不是社交目标取代学科目标，而是社交目标先于学科目标，远远优先。不要担心，我不会再次争论这点。我要做的是给你一些简单的例子，说明"社交目标先于学科目标"是怎么实践的。

你或者老师或者治疗师，总是能够有和孩子一起做点什么的时候。有时是在正式的游戏和活动中途，有时是在房子周围的日常实践中。我们大多数人用这样的机会，通过问以下问题来挑战我们的孩子：

- 这里有多少？
- 这叫什么？

- 这是什么颜色？
- 告诉他你的名字。
- 你说什么？
- 可以帮妈妈拿走吗？
- 这个标志表示什么？
- 可以告诉我你多大了吗？
- 那个答案是什么？
- 指指你的鼻子。
- 你能给爸爸读读那个吗？
- 那是一张什么图？
- 他叫什么名字？
- 那是什么动物？
- 那个动物是怎么叫的？

不是说这些问题不好。它们只是像我之前说的，不在点子上。这些不是像传染病一样需要你躲开的问题。这里有一张清单，如果你希望孩子发展得更社会化，这张清单上的问题和请求强调起来更有用：

- 你想给你的朋友艾米看哪一个？
- 帮我站起来，那样我们就可以完成这个城堡。
- 拿那张你所有朋友的合影来，这样我们就可以为你的生日聚会写这些要邀请的人的名字。
- 你最喜欢的是什么？
- 哪个是爸爸喜欢的？
- 你认为哪个人……

· 我该做出什么样子的表情，严肃的还是傻傻的?

· 当我做出这个表情时，我是高兴还是悲伤?

· 我喜欢你看着我，再看我一眼，你这个小傻瓜!

· 我很乐意载你一程，但是我太累了!看着我，这样我才可以继续前行。

上述条目在本质上显然都是社交的。不是问孩子关于事实或者学术的问题，而是问或者要求孩子从社交方面去思考。第二个清单中的所有问题都是在要求孩子们想着他们的朋友（或者治疗师和家庭成员），看着你，想着帮助你，想着别人的喜好和愿望，并且达成他们自己的意见。

这样我们就找到了一个绝佳的切入点来介绍一个模式，它对孩子的发展极其有效且十分全面。

Son-Rise Program 发展性模式

在测量孩子的发展性模式的世界里没有缺陷。所以我们认为：那么肯定有一个简单的社交发展模式用于自闭症领域，用来测量孩子和成人的社交功能。我们将使用这些模式中的一种来测量我们的孩子。

然而，我们错了。

所以我们创造了自己的方法，并且非常有用。

这个社交发展性模式最初创始人是布莱恩和威廉，然后被他俩和凯特·王尔德（Kate Wilde，Son-Rise Program 的负责人）、我的父母、我，以及某种程度上还有其他成员一起，进一步发展。基于几十年来对上千个孩子和成人的工作，以及对自闭症谱系障碍人士发展状况长时间深入地分析，这个模式得到了发展。

在启动项目和我们的高级课程中，我们钻研这些模式，讨论了以下领域：

- 如何准确指出你的孩子在四种基本社交领域中处于哪个发展阶段
- 如何追踪孩子的社交发展
- 设置目标
- 开展什么活动达到目的
- 教育的视角和孩子的榜样
- 每个领域的三到五个组成部分
- 怎么分辨某项技能是没有掌握、处在发展初期，还是已掌握

在这里，哪怕只是试图了解所有的这些内容，对你来说都是严重地超负荷。如果你真的想看长达 30 多页的 Son-Rise Program 发展性模式的介绍，在本章的网页有相关链接。（但是我仍然不推荐你下载这个资料。）

真诚地请你相信我告诉你的：如果我们从基础开始，将会对你和孩子更好。因此，与其向你展示整个模式（这就将真的独立成册），我打算仅仅呈现关键部分，好让你开始和孩子开展起来。

四个社会化的基础

如果你希望孩子能在社交方面发展，并且从自闭症中获得进步，有非常重要的四个领域（每个领域包括五个发展阶段）需要你集中注意，它们是：

1）目光对视和非语言交流。

2）语言交流。

3）交互式的注意力。

4）灵活性。

图1展示了四个基本方面是如何适应整个模式的蓝图的。

这个图表以及相关的理念是接下来四章的框架模型。我们将检验这些基本领域，并且从每一个方面探索帮助孩子进步的技术和策略。

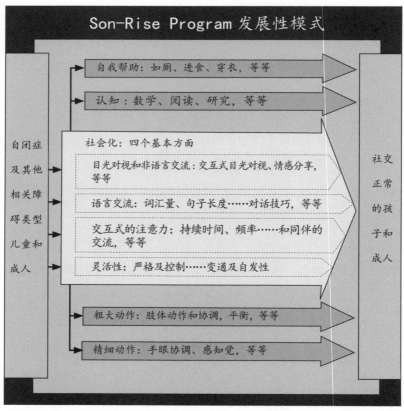

图 1

在线资源

若想了解本章技术的更多信息和资源，请搜索关键词 "autismbreakthrough"，进入相关网址 chapter5。享受钻研模式的过程吧！

出发点

你猜怎样？本章中没有即刻的行动可以和你的孩子开展。相信我，接下来的四章会让你非常忙碌！现在，用几分钟的时间构想一下你的孩子变得更为投入和适应社交的画面吧。那会是什么样子？你的孩子会做一件什么事情？

现在，让我们实现梦想吧。

Chapter 6

基本原则 1：目光对视和非语言交流

目光对视是人们交流联系的基本方式，也是我们的孩子失去的最为明显的特质之一。不管是被诊断为重度自闭症的 3 岁无语言的孩子，还是 7 岁的阿斯伯格综合征孩子，目光对视很有可能就是你们孩子所挣扎的困境。

这很说得过去，鉴于自闭症是社交关系障碍，而目光交流是人际间建立连接最为有力的方式。低目光接触最大的问题就是与之相伴的不活跃的社交。如果你想让孩子在社交方面取得进步，就必须改善目光交流。

然而，很少有目光交流方面的行为训练项目以行为训练的方式开展。这些项目经常训练孩子们把目光对视当作一个行为。比如，"看着我，看着我，如果你想要玩这个玩具就要看着我。"既然目光对视的核心点在于人们之间的交流，那么我们希望孩子看，是因为他们想这样做。这需要让目光对视变得有趣、简单、值得庆贺。

"你看得越多，他们学得越多"

这是我从姐姐布莱恩那里学来的一句话。这句话表达的是孩子们看到多少和他们学习、吸收、发展多少之间的直接关系。注视帮助孩子们说话，因为他们说话的时候会看着对方的脸。因为看着对话的人，孩子们能接收到更多信息。注视能提高孩子们互动中的注意力广度，因为这让他们关注我们在做什么，因此他们也能参与进来。

注视也能帮助他们发展面部表情，因为他们看着我们的脸。这为孩子们理解别人的面部表情和非语言表情铺平了道路，而这是孩子们面临的一个最大的社交障碍。

基本非语言交流

四大基本条件选择了目光对视作为首要的一项，它其实还包括了其他所有非语言交流类型：做手势、理解别人的手势、面部表情更丰富、理解别人的表情；韵律方面，学会自己语调的变化以及理解别人语调的变化。

非语言交流几乎不会得到持续关注，语言交流才是关注的重点。虽然语言交流非常重要（是第二项基本条件），但是绝大部分人际交往是非语言的。必须承认的是，非语言交流对我们的孩子来说有点更难以察觉，也难以奏效。

Son-Rise Program 发展性模式追踪并测量孩子们的非语言交流，包括发展这些方面的目标和活动。现在对你来说最简单的教授非语言交流的方式就是把你自己的面部表情、手势、声调尽量地夸张化，同时你的教学注意力集中在目光交流上。

策　略

如果你希望抓住一切机会发展目光交流，以下就是一些策略。

1）直接提出要求。例如，"我喜欢你看着我，你这个小家伙，再看我一眼吧！"或者"我喜欢带你骑车，但是我很累了。你看我一眼吧，这样我就能坚持下去了。"

2）间接提出要求。例如，"亲爱的，你在跟谁说话呢？我不知道你在跟谁说话，因为你并没有看着我。"或者，直接指指你自己的眼睛。

3）注意目光交流的位置。你希望你的孩子能够毫不费力地，尽可能多地看着你。这就要求你尽可能保持在他的视线范围内（不是说让你贴着他的脸）。如果你的孩子坐在地上玩耍，那么你就要坐下来或者躺下来，把你的头尽可能放低，这样你的孩子就不需要把头抬起来，费力地去看你。你希望孩子能够很轻松地就看到你。如果你的孩子正在盯着他左边的某个东西，你可以把自己的脸靠近他正在看的这个东西。同样，不要太贴近孩子的脸。事实上距离对于交流更有帮助。如果在你和孩子之间保持一点物理距离，他实际上更方便看你，因为他不太需要移动头和眼睛。

4）当你把孩子想要的东西给他，把这个东西放在你眼前。这个方法适用于食物、玩具、皮球、手链，等等。你在这样做的同时，可以提问："这是你想要的吗？"或者，你可以简单地说："给你球！"甚至，你不需要说什么，只是把这个物品放在眼睛附近，脸上做出很激动的表情。

5）无论何时孩子给了你目光交流，都要庆祝。开始的时候你会觉得很可笑，但是这是非常重要的。每次你得到目光交流都要感谢你的孩子或者为他欢呼。（当然要把这个庆祝做得适合孩子的年龄和成熟水平，而且如果你的孩子对于声音很敏感，就要注意不要大喊大叫。）我们将会在第 11 章更加全面地讨论如何庆祝。

活动时间！

当你得以和孩子一对一相处时，选择一个 15 分钟的时间段，无论是白天还是晚上。这个时间可以是你给他洗澡的时候，你哄他睡觉的时候，你给他讲一个故事的时候，吃饭的时候，或者只是你陪着他玩的时候。

在你开展这个活动之前，在表 4 中写下你认为在这个 15 分钟的时间里孩子会看你几次（看着你的眼睛或者脸）。你猜对了，或是猜得完全不靠边，根本就无关紧要。这只是让你觉察你的猜测和现实之间的差距。

开始前要确保你有纸和笔。在这 15 分钟的时间里，每次孩子看着你的脸或者眼睛，你都要在纸上做出标记。不一定要做得非常完美，也不要感到有压力。这只是要记录一个大概的数据。

15 分钟后，数一数你标记的个数，并且在表中合适的空格处填上这个数字。

这个表格你想用几次就可以用几次。设计这个表格的目的，就是想让你开始这样做。这样的话你就可以注意到，大概你能得到多少次目光交流。（你会惊讶于实际上你得到的目光交流次数，远远少于你最开始的猜测。）

好消息是：按照这本书所传授的方法，你可以在这方面得到令人期待的收获。

表 4

	预先的猜测	真实的次数
看的次数		

在线资源

想要获得更多关于本章训练方法和技术的帮助，请搜索关键词"autismbreakthrough"，进入相关网址 chapter6。祝探索愉快！

出发点

为你得到的每一次眼神交流欢呼和庆祝。这是增强自主的眼神交流的最重要的基础方法。玩得开心哦！

Chapter 7
基本原则 2：语言交流

除非你的孩子语言方面发展得非常好，不然你很可能对孩子的语言缺陷非常敏感，并且很有动力来帮助你的孩子克服这方面的困难。在我们讨论特定的语言训练技巧之前，讨论必要的关于自闭症谱系障碍儿童语言发展的前提条件是非常重要的。

相信你的孩子能说话

孩子还不能说话的家长们，我想对你们说几句。人们常常落入的陷阱就是，他们开始相信自己的孩子不能说话，不是因为他们听从了别人对他们说的，就是因为他们等待孩子说话等得太久。

孩子现在不能说话完全不能代表他以后的语言发展状况，也完全不能说明他说话的潜力。这只能表示现在的语言状况。

你不应该认为：我的孩子不能说话；而应该是：我的孩子现在还没有说话；甚至应该是：我的孩子可以说话。

前面我说到创造性的时候，我不是为了夸夸其谈而这么说。相信你的孩子可以说话或者是不能说话对两件事情有非常实际的影响，一是你的孩子是不是说话了，二是孩子说话的时候你是否听到了。

让我们最后再来讨论一下。我们有一个强化的 Son-Rise Program，这个项目需要家长带着他们的孩子到美国自闭症治疗中心来参与。每个家庭住在他们自己的私人公寓中，公寓包括一个以艺术为主的自闭症友好活动教室，在这里我们的工作人员一对一地和孩子一起活动 5 天。同时我们的老师和家长一对一地开展个别化的项目，这个项目是针对每个家庭的需求和关心而开展的。

我告诉你们这些是因为在这个强化项目中我们看到过很多令人激动的情景。我们有一些案例，有的孩子就在这个项目中第一次开口说话。儿童活动室的一面墙是单向玻璃的，在这面墙的另一边是一个观察室，在观察室中，家长随时都可以坐下来观察我们在和他们的孩子做什么。（这里有一个小提醒，如果任何项目或者是学校不允许你作为家长去观察他们在和你的孩子做什么，你就要注意了。）

毫不奇怪的是，当父母第一次见到自己的孩子开口说话，他们会有强烈的情绪反应。有的大哭、有的鼓掌、有的站起来欢呼、有的转过身来给旁边的工作人员一个拥抱（如果我们陪着他们在观察室的话）。参与这样一段经历真是无法描述的美好。

然而，在有的案例中，我们没有看到任何反应。你也许会觉得很奇怪。如果你的孩子还没有说话，当你第一次听到他开口说话的时候，你会希望能够长出翅膀飞翔，是吗？那为什么有的家长会没有反应呢？！

答案很简单。每个家长在他们的孩子第一次说话的时候都会有强烈的喜悦、激动、感激和强烈的情绪反应，除非他们没有听到孩子说话。你没有看错，我们有的家长没有听力问题，他们坐在观察室里看着孩子第一次开口说话，但是他们就是没有看到或者是没有听到。

发生这个情况的原因就是这些父母被告知过许多许多次，他们的孩子不能说话，而且他们相信了这一点。我们曾经遇到过这样的情境，我们需要给父母回播七八次他们的孩子说话的录像，他们才能听到孩子说话。

想想这点吧：如果你不能听到孩子说话，你就不能对此作出反应，并且在此基础上做点什么。

最后，我们发现，当父母、治疗师和老师不相信孩子能说话的时候，他们都不会坚持努力让孩子学说话。而坚持的毅力，正是对我们的孩子发展语言至关重要的！

你相信孩子有说话的能力，这种信念非常重要，不要管别人曾经告诉过你什么。记住：我的父母曾得到一长串清单，包括语言，都是断言我没有能力做到的。但是他们不相信预测，他们相信我。

给语言赋予意义

有时，在我们单方面努力地训练孩子说话的时候，我们可能变得过分关注孩子，只是重复单词。我看到不少父母用以下两种方式掉入这个陷阱。第一种方式就是指着一个物体，说出这个名称，然后让孩子重复这个词语。第二种方式是说一个句子，句尾留一个空，让孩子把这个词补上。比如，一个家长说："是时候该_____了"，试图让孩子补上"睡觉"这个词。

这个策略的问题在于，哪怕你成功地让孩子说出了这个词，也没有教会他交流。你的孩子不知道这个词的意思，并且对于所教授的这个词不感兴趣。

很多家长来到启动项目寻求孩子语言上的帮助。是的，我们确实有针对语言交流的部分课程。（在那些教学部分，语言功能高的孩子的家长在单独的班级上课，开设更合适的课程。）在夏洛特参与启动项目前，她的儿子詹姆斯完全没有语言。在那个课程结束后的一周里，他第一次开口说了三个词语："迪西（他最喜欢的一个天线宝宝）""红球（他最喜欢的皮球）"和"老虎（他最喜欢的毛绒动物）"。

我告诉你这些是想要强调一点，詹姆斯第一次说的三个词语对他来说都有实际意义。他说这三个词语并不是因为夏洛特觉得这三个词对她的儿子来说非常重要，需要首先学习。他说这三个词是因为这些词对应着对他来说非常重要的东西。

当你帮助孩子学习使用语言时，你总是想要给他一点挑战，让他使用对他来说有意义的词语。你希望词语和他真正想要和在意的东西联系起来。如果你的孩子喜欢南瓜（就像詹姆斯那样），你可以从词语"南瓜"开始，但是仅限于你的手头有南瓜。然后你可以拿一块南瓜，对此表现得很兴奋，递给你的孩子，并且在孩子拿这块南瓜的时候，说"南瓜"。接下来你可以再给他一块，这一次请孩子说"南瓜"，这样你再把这一块给他。我不得不说，当詹姆斯说"请给我南瓜"（I want squash please) 时（他发"S"这个音还不是很熟练），我都要被萌化了。（说明：夏洛特和我从来没有刻意地教詹姆斯说"请"，我们有更加长远的目标，他是从他讲礼貌的妈妈那里学到的这个词语。）

很多小朋友喜欢别人捏他们的脚，这件事情也可以向训练他说南瓜那样去做。你可以充满热情地把你的手放到孩子的脚那里并且说"捏"，然后你用力地捏一下他的脚。然后你可以再捏一次，但是这一次你要邀请他来说"捏"这个字，如果他说了，你就要马上回应他，给他用力地捏一下。（詹姆斯说"捏"这个字的时候会省略最开头的音，说"请呢我的脚"，可爱到爆。）

关键是你要让孩子学习与他相关的词语，而不是为了学习而学词语。

词语：让它们值得花你孩子的时间

让孩子觉得用词语值得花他们一点时间，这是非常重要的。你怎么回应你孩子的语言或者尝试，是让孩子愿意去花时间用词语的关键因素。既然你的孩子需要格外努力学习说话，那么他就要看到使用词语和得到他想要的东西之间的及时和有力的联系。

以下有 5 个重要策略，能够让你的孩子更加渴望去使用语言。

1）行动要快。当你的孩子开始说话的时候，比如他说球，你要马上跑着去拿到那个球，不是漫步，也不是快速地走，而是要跑。如果你要从架子上拿东西，就快速地拿，并且要带有高度的热情。在孩子们说话的时候，我们经常慢吞吞地过去拿孩子想要的东西，有的时候我们在忙于其他事情，然后就告诉他们等一会儿。从现在开始，孩子一说话，你就要停下手头的事情，马上去拿到孩子想要的东西，除非着火了。别担心这样会宠坏你的孩子，我们想要获得的是语言。（如果你的孩子哭闹、拉扯、发脾气，以此来得到他们想要的，那又是另外一回事了，我们将在第 14 章讨论这种情况。）

2）庆祝任何获得的语言。我们要更深入地在第 11 章讨论庆祝，但是我们现在也不要忘记它的重要性。我们很容易将其遗忘，特别是孩子们说得越来越多的时候，要一直不停地庆祝获得的语言。庆祝能说词语，庆祝能说词语的一部分，庆祝能够说句子。说一些这样的话，比如，"谢谢你用自己的话说出来，你做到了！"（然后递给孩子他想要的东西。）说这个话的时候你可以有所区分，这样你就可以用好几种不同的庆祝方法了。

3）要求用语言表达。这个看起来理所当然，但是我看到过许多家长在孩子指着、推搡着、哭着要某样东西的时候，就把这个东西给孩子了。既然你那么了解你的孩子，你就能知道他们做这些想要得到的是什么，而他们不需要使用实际的词语。你很想读懂和回应所有这些非语言信号，我完全理解。但是，下次你碰到孩子做这些非语言信号时，请暂停，并要求他说词语。（"哦，我知道你想要那个，你说出来我就跑过去拿。"或者"说'球'，我就马上把它拿下来给你。"）注意：只在你的孩子很明确地想要某样东西的时候，才要求他使用语言，这时你可以给他约定以及影响力。

4）选择有用的词语。当你选择要求孩子使用的词语时，要么选择孩子想要的某个东西（比如"球""积木""食物""老虎""饮料"等），要么选择你想让他做的动作（比如"捏""挠""抓""弹起来""骑"等）。你要选择的那些词，是你可以马上拿到的东西，或者是你可以马上做的行动（不要选择你不能或者是不想给或做的，比如"冰激凌"和"开车"）。

5）逐渐地减少线索。随着孩子语言能力的提高，你要逐步调整你对她的理解能力，这样她为了能让你懂就不得不扩展句子的长度。如果孩子已经开始说单个字（"球"），你就应该开始只理解两个字的词语（"要球"或"红球"）。如果他已经使用了两个字的词语，就开始在3个字的词组上努力，以此类推。美国自闭症治疗中心的项目主任威廉·霍根发展了一套交流的阶梯理念来勾勒这个过程。

交流的阶梯

交流的阶梯的步骤如下：

1）从哭闹、尖叫、发脾气、推等动作，到词语的部分发音（如"ba"表示球"ball"）。

2）从部分的词语发音到单词。

3）从单词到多个词的词组。

4）从多词词组到句子。

5）从句子到简单交流。（我们称之为"交流圈"。一个交流圈就是你作出一个陈述或者问一个问题，然后你的孩子作出回应，或者是反过来。）

6）从单个交流圈到多个交流圈。

7）从多个交流圈到对话。

对那些孩子只有很少语言或甚至没有语言的读者来说，让我们更仔细地来看一看前三个步骤。

第一，要求把你的家布置成这样一个环境，在这里孩子自己不能轻易地拿到想要的东西。我们服务的很多孩子，在他们住的地方，大部分他们想要的东西都可以自己直接拿到。他们打开冰箱就可以拿到食物，他们也可以拿到任何他们想玩的玩具。

这种状况的问题在于，当孩子们能轻易地拿到自己想要的东西时，这些在语言方面面临巨大困难的孩子就没有尝试说话的理由。你可以整天要求孩子说话，但是如果你的孩子只要伸手就能自己拿到想要的东西，那你就只有自己慢慢去爬前面这个困难的坡！

如果你的孩子没有语言或者只有很少的语言，你就必须成为他她拿所有东西的那个人。所有的东西都放在孩子够不着的地方，这样才能给他们开口的机会，让你去为他们拿。语言是有力量的，语言是有能量的，语言是有用的。你必须充当媒介，把这些展示给孩子。

第二，确保在孩子说话的早期，你对于他们的部分单词积极作出回应，比如 "ba" 或 "ga"。尽你最大的努力去分辨这些发音都代表着什么，然后按照下面列出的步骤作出回应。让孩子们看到这些词语的部分也有交流的作用。一旦他习惯于在日常生活中发这些音，这时你就可以进入交流阶梯的下一步了，即减少线索和要求更加完整的词语。

第三，在语言发展的早期阶段，你有最强有力的工具来挑战你的孩子，就是让他在想要某样东西的时候说出来。因此请确保你把握了每一次机会来要求、回应和广泛地庆祝使用语言。一开始你也许会发现你的孩子成了一个 "想要工具"，用语言主要是要求获得东西，以及给别人下指令。这个没关系，实际上是非常好的，他正在学习语言交流的核心功能！

当你的孩子熟练和不断要求自已想要的东西时，你就可以进入到下一阶段了。

超越 "我想要"

语言交流不仅是使用词语和词汇量的大小，尽管这些都非常重要。电脑可以使用语言，但是它们没有朋友。因此，尽管词汇量是 Son-Rise Program 发展模式中追踪和交流的一个部分，但它本身不是学习语言的全部和最终目的。

因为大多数人都倾向于只关注孩子词汇量的大小，忽略的一点就是孩子是为了什么而使用词语。在 Son-Rise Program 发展模式中，称之为语言交流的功能，这个领域与自闭症谱系障碍的儿童尤其相关。

使用语言的第一个功能或者目的就是满足需要和愿望。*我想要食物。我想要玩具。我不想洗澡。*实际上，帮助你的孩子清晰地认识到，使用语言是得到他想要的东西最有力的方法，这一点是非常重要的。这一阶段中好的一点就是，在说话和得到及时满足之间有一个清晰的联系。

这里我们还要多说一些。一旦你的孩子可以靠谱地表达他想要或者不想要什么，我们就需要在此基础上建立更加社会性的语言，比如：

- 用说的方式来开始或者是继续一个互动或者游戏
- 解释或者是谈论一个互动或游戏中的某一特定片段
- 分享一个故事
- 告诉某人你的想法和你喜欢什么
- 了解某个人的更多方面（他们接下来想做什么，他们喜欢什么，他们怎么想，等等）
- 最后，讨论某个观点、兴趣、希望和梦想

这些语言的功能让语言交流更加丰富多彩。我们可以把这些功能纳入目标体系，以此来构筑这些语言的部分。以下是一些示范：

- 用一个词语来说明发生了什么，比如当他或者是其他人跑步的时候，大声说"跑步"
- 表明他对某件事物的喜爱，比如捏他脚的时候说"感觉很好"
- 说说他的一个感受
- 向你简单解释一个游戏

- 睡前分享他喜欢做的某件事情
- 讲一讲当天发生的某个故事
- 向你提一个关于你的问题
- 问你想要什么

不是在真空中教语言交流

家长、老师和治疗师对于语言交流的看法经常仅仅是管窥蠡测。他们知道语言的价值，所以语言交流拥有了压倒一切的优先权。毫无疑问，语言非常重要。但是请记住，自闭症是社交障碍，语言只是一个非常重要的部分。如果不是这样，你就会有一个看着人、爱着人、和其他人进行互动交流、有变通性、会开玩笑、会交朋友、会热情表达、能很清晰表达自己想法的孩子。换句话说，你就会有一个只是有语言障碍的非自闭症的孩子。

当我们在真空中训练语言交流的时候，它意味着我们没有结合其他交流方式的语境。比如我遇到过自闭症谱系障碍的儿童和成年人，他们能够流利地说话，但是没有目光交流、没有声调变化、没有面部表情、没有朋友、对别人不感兴趣。不是说这是任何意义上的不好或者是失败。这些人目前的状况是很棒的，只是他们如果得到更多的帮助会更好，除语言之外，有人能够教他们伴随着语言的所有其他要素。

不要忘记清晰性

语言中一个很容易忽视的部分就是其清晰性。因为你了解你的孩子，你也能够充分理解他。从很多方面来说，这是对你的爱和关心的一个证明。

　　然而你都没有意识到，你的孩子是否对别人来说无法理解。孩子能够开口说话，让非家庭成员也能够理解他，这是在语言交流的五个阶段中取得进步的重要部分。

　　在你开始处理这个问题的时候，我有两点建议：第一点是请一个或者两个朋友到你的家里来，不要同时来，请他们来看看是否能理解你的孩子在说什么，这样会帮助你得到一个更加客观的判断。

　　第二个建议就是"装傻"。如果你的孩子用含糊不清的方式说了要什么，你可以对他说："亲爱的，谢谢你告诉我你想要什么，我想马上去拿给你，但是我没听清你在说什么，你可以慢一点再说一遍吗？"然后在这里暂停一下，等待他再说一遍。

　　有很多方式能够提高清晰性，但是现在要做的就是对孩子说话（如果孩子会说话）的清晰性能够更加警觉，并且鼓励他们说得更加清晰。

　　我们对于怎么发展语言讨论了很多，现在让我们来强调一下哪些重要的事情不能做。

说太多

　　我看到的一个最常见的错误就是，他们和孩子在一起的时候，不停地描述正在发生的事情。"你开始拍皮球吧！""哇，你在建一个好大的城堡啊！""我给我的芭比娃娃做了一个很特别的发型。""哦，快看，这张照片上有两只兔子正在穿过一片空地。""好了，我给你一个，然后我自己拿一个。"这些句子本身没有错，但是我经常听到父母和治疗师不停地说这些话，有时候我感觉在看一个用语言叙述的戏剧。

叙述有什么问题？叙述的时候已经占据了所有的语言空间。当你占据了所有的语言空间时，就没有空间让你的孩子说话了。

除非你有一个能够流利说话的孩子，不然就要花费大量的努力。让孩子开始说话非常耗费时间，你要给孩子这样的时间。你给的空间（即安静）越多，你的孩子就越有机会说话。

同样，不要一直不停地问孩子问题，这样也会占据语言空间。此外，这会给孩子造成使用语言的压力，他会反抗。（我不是说不要问问题，只是说不要持续不断地问一连串的问题。）

数年前，当我开始帮助我的外甥女玉儿的时候，我是"非常能说先生"。我问了她很多问题、做了很多陈述、抛给她许多建议，而玉儿没有说一个字。布莱恩和威廉观察了我的第一个阶段，然后他们对我说，我说的话占据了所有的语言空间。我接受了他们的建议，但是我心里默默在想，我肯定自己没有说太多。然后，他们给我播放了工作时的视频，我被自己说话的数量给震惊了！我边看边哭，真想对自己大喊：给我闭嘴！

接下来，我和玉儿在一起的时候就专注于听她说。不是说在那个阶段我就再也不说话，而是既然我关注于她以及她说的话，我说的话自然少了很多。

在那个阶段，亲爱的玉儿处于语言的早期阶段，每隔几分钟就迸发出一个词语。她在前后两个阶段的语言数量的差异是非常惊人的。

所以请确保给你的孩子留有足够的说话空间。你可以做得到的，不是要克制你自己，而是更加专注于聆听自己的孩子在说什么。

在不同的时间对同一事件用不同的词语

有的时候，你给孩子食物，会说"吃"。还有的时候你会说"食物"。当你给孩子托马斯玩具的时候，有时你会说它是"托马斯"，有时你会叫它"火车"。这样你的孩子会感到非常困惑。

保持你所用词语的一致性，对教孩子说话很有帮助。你怎么称呼这个印有怪物史莱克的紫色的大球没关系，但是无论你决定叫它什么，每次你都要用这个词语。

这个不适用于能流利说话和高语言功能的孩子，因为语言对于这些孩子来说并不是挑战。对这些孩子来说，你应该鼓励他们有更多的语言变化。但是对于刚开始学说话的孩子来说，每次提到同一个事物的时候都用同样的词语，是非常关键的。

教"更多"和"再一次"

这是个大问题。"更多"和"再一次"是两个很容易教的词语，你的孩子会喜欢说这两个词的。为什么？因为一旦他们学会了这两个神奇的词语，他们就不需要学习更多其他词语了！你的孩子用这两个词语（或者是用这两个词语的手语）就能得到 90% 他们想要的东西。

你还记得我们是怎么评论什么话题是值得孩子开口说话的吧？你也不想造成这样的局面：孩子没有现实的理由去学习和使用新单词。你希望告诉孩子特定的事物对应特定的词语。你希望当他们想要再一次骑在你的背上时，他们说"骑"（而不是"再一次"）。你希望他们想要更多的葡萄柚的时候，他们说"葡萄柚"（而不是"更多"）。这才是语言建立的方式。

使用交流辅助

这个也许很不中听。你很可能已经广泛地使用图片交流系统、手语，或者这两者的变体。你也许为这些辅助方式投入了大量的时间，并且也许你的孩子已经在使用这些交流工具方面发展得很好了。

关键是你想要得到的是语言交流。得到语言交流的唯一途径就是通过口语交流。如果你给孩子一种非语言的交流方式，并且允许他们不用说话就能获得他们想要的东西，那么为什么他们还要投入辛勤的努力来学习说话呢！毕竟你的孩子现在已经有一种类似的方法了。

这不是说你的孩子用了这些交流辅助系统就不可能开口说话，但是这确实显著地减少了他说话的可能性，并且当然他也不着急。请记住：我们想要获得值得孩子花时间的语言交流。

短期来说，放弃这些辅助工具会让你的孩子感觉到更加艰难。唯一获得有效交流方式的方法就是使用词语，并且如果你的孩子使用交流辅助工具，那么，原则上来说，使用词语对他来说就很困难。但是如果他在语言交流方面做得更好一些、更快一些，那么这样对他来说就会大有裨益。只有小部分人能够理解图片交流系统和手语，但是每个人都能理解口语！所以每次你的孩子在口语方面取得了哪怕一点点进步，整个世界对他来说都更加开阔了。

你也许会想：但是对那些真的无法开口说话的孩子来说，怎么办呢？我们难道不能想点办法，至少让这些孩子有个方式来交流吗？这是很合情理的。事实上，我们有极少数的孩子因为严重的生理障碍导致他们在几年（不是很多年）之内不能说话，在这种情况下，我们确实会使用图片交流系统和手语。

但是真正的问题是，我们要把谁归为这样不能说话的一类中。在我们说"让我们现在别管说话了，只是关注其他的交流方式吧！"这样的话之前，我们需要大量的证据让我们确信可以这样做。我们需要全力以赴地用 Son-Rise Program 方法来学习语言，努力至少一年，然后我们才考虑是否寻求其他的交流方式。

一个非常特别的感恩节

那是夏洛特和詹姆斯与我的家人一起过的第一个感恩节。我的父母、兄弟姐妹和他们的家人以及几个长期来往的朋友一起在我父母的家里相聚。

那一天，我的家庭成员带着詹姆斯在卧室做训练，每个人轮流着做一个小时的一对一的 Son-Rise Program 训练。我对家人有很多感激，但是没有几个时刻能比得上这一次我所感受到的无与伦比的甜蜜和意义深远的爱。

那天我早早地做完了我的训练部分，而夏洛特最后做她的那部分训练。在夏洛特的训练结束后（那时刚刚入夜），她带着詹姆斯下楼。詹姆斯当时正处在对环境的噪声和混乱非常敏感的阶段，所以我们所有的人前一秒还在起居室热烈地讨论着，下一秒就瞬间安静下来，等着夏洛特和詹姆斯进来。

夏洛特搂着她儿子的肩膀，而詹姆斯用一种严肃的表情看着我们。我的母亲温柔地对詹姆斯说了一句"你好"。詹姆斯停顿了一会儿，然后说了一句："tan ups!"那个时候他的发音有点问题，当一个词语中"S"跟随着一个辅音字母的时候，他就不能发出 S 的发音，然而他会省略掉这个发音，并把它挪到词尾。因此，这个"tan ups"

实际上应该是"起立"（"stand up"）。通常，如果那个和詹姆斯一起工作的人要坐下来，他就会要那人起立（我猜他一点也不喜欢懒散）。

在当时的情境中，他让我们起立的时候，房子里的每一个人（还是挺多人的）都没有跟身边的人商量，也没有说一个字，就全都站起来了。

詹姆斯盯着我们，呆若木鸡。他仿佛在想：我说了一个词语，然后得到了及时和完美的反应！我说话了，这句话就起作用了！

我们安静地等待着，对他报以微笑。

"坐下。"他说。

于是，大家坐下来，也没有说一句话。

詹姆斯目不转睛地看着我们。

"tan ups！"他说，再一次要求我们起立。

我们又都起立了。

"坐下。"他说。

我们都坐下了。

我看着夏洛特，她的眼里含着泪水。

她和她的儿子从来没有经历过处在一个如此有回应的、有爱的、对詹姆斯友好的环境中。

更重要的是，詹姆斯在他生命的这个阶段，从来不会在一群人面前说话，当然更不会自发地说话。他也许会在一个一对一的环境中说着一些词语，但是从来没有在一群人围绕他的情况下说话，况且这里还包括一些他几乎不认识的人。

詹姆斯继续要求我们起立、坐下、再起立，就这样做了 15 分钟。随后她的妈妈带她去睡觉。

尽管这是个小事，但是夏洛特和我永远不会忘记这件事。

活动时间！

表 5 的设计就是为了让你更多地关注孩子的语言以及如何回应他。花 15 分钟单独和孩子在一起，关注他的语言交流。你的目标是在这 15 分钟里记住他对你说过的 1 到 3 个词语或词组。如果你的孩子还不能说话，你要记下的就是听起来像词语的一些发音，比如"ba"或者是"ak"。

非常重要的是，对于每一个词语、词组或者是发音，你都要记下你是如何回应的。你鼓掌了吗？你欢呼了吗？你跑着去拿到孩子想要的东西了吗？或者，你什么反应都没有？

就像前面的章节中表 4 那样，目前这个阶段不要超过 15 分钟。准确地理解孩子所说的并且如何作出回应，是这个阶段最重要的事情。

表 5

语言交流		
词语或短语	你怎么回应的	你说太多或是描述太多了吗（是 / 否）

在线资源

欲获取更多关于本章方法和技术的深度帮助，请搜索关键词"autismbreakthrough"，进入相关网址 chapter7。加油吧！

出发点

下一次你的孩子想要什么东西的时候，你要热情地要求他使用词语（一个词语、一个发音或是多个词语取决于孩子的语言发展状况）。这时就算你有想要回应孩子其他表达方式的欲望，比如他们碰一碰你、摇一摇你的手、看着他们想要的东西，请你坚持要求他们使用语言。相信你的孩子能够开口说话（或者是能够说得更多）！然后确保你适时地沉默，留给他说话空间。

另外也请确保孩子当时的环境得到了妥善安排，这样他就不能轻易地自己拿到想要的东西。记住，要让孩子觉得值得为此开口说话。

Chapter 8

基础条件 3：互动注意的广度

让我们先理清一个问题：你的孩子很可能拥有不错的长时间注意广度。毕竟如果你的孩子的刻板行为长达几个小时，那就是高质量的注意广度！所以注意广度不是问题，互动的注意广度才是。

两者的区别是什么？

女士们（有男性伴侣的女士们），我确定你们中很多人已经注意到，你们的先生在厕所阅读或者是看电视节目的时候，看起来有非常完美和健康的注意广度，但是当你告诉他今天的安排时，他的注意广度突然就缩短到了可能只有 60 秒钟。你体会到这两种不同的注意广度带给你的不同感受了吗？

简单来说，注意广度测量的是你的孩子可以集中注意做一件事情达多长时间。互动注意广度表示你的孩子能够在一个互动中和别人交流多长时间（在孩子切断联系和开始做刻板行为等之前）。孩子的互动交流广度有可能是 30 秒钟、2 分钟、15 分钟，或者有可能是 1 个小时。

问题在于：如果你孩子的互动注意广度很窄（特别是在 30 秒钟或者 2 分钟这样的范围），他就不能学着去参与真正的社交互动。你无法在 30 秒钟内开展一个真正的对话或者是玩一个游戏。但是互动注意广度可塑性很强。当孩子的互动注意广度提升，就会形成一个积极反馈的循环，即更长时间地参与引起了他们对别人在做什么事情的兴趣，以此建立了越来越广泛的互动注意广度，这样不是很好吗？

你要对孩子的互动注意广度非常警觉。要开始在任何活动中追踪你的孩子花了多少时间和你交流。记住，你的孩子一做刻板行为，他就没有在互动，如果你的孩子对你没有回应，他也没有互动。必须是他和你或者是其他人在交流（玩耍、交谈、追逐、对视），才能算"参与时间"。假设你的孩子在做刻板行为，你参与进来，你的孩子1分钟后突然又回去做刻板行为，你又参与，然后他又与你交流1分钟，之后他又回去做他的刻板行为。

这个互动注意广度只是1分钟，而不是2分钟。如果1分钟是他开始做刻板行为之前所能保持的最长时间，那么这就是你所要开始努力的起点。我想强调的是，这只是你开始努力的地方，没有人知道你的孩子在6个月的时间里能够进步多少，或者他的互动注意广度能够加长多少。

如果你孩子的互动注意广度现在很窄，那么你实际上可以把它看作一件好事情。因为这就意味着你孩子的能力和缺陷仅仅反映了在目前互动注意广度的情况下他的能力范围。想象一下，一旦加强了互动注意广度，他们能够有多大的进步！

策　略

参与和动机原则在这里再一次提供了增强能力的基石。你参与得越多，孩子做刻板行为的时间就越短，他们的互动时间就越长。并且，相比其他方法，当你的注意力集中在围绕孩子的强动机和兴趣领域的互动活动时，你将总是让孩子更长时间地参与。以下是一些提升孩子互动注意广度的主要方法：

1. 融入足够多的"好东西"

找到你孩子喜欢的游戏和对话的部分，融入活动中。如果你的孩子喜欢在追跑游戏中你抓到他并且逗他，那就多做一些这样的互动；如果你的孩子喜欢看你跌倒，你就多跌倒几次；如果你的孩子爱让你给他荡秋千，就给他多荡几次；如果你的孩子喜欢"旅行"游戏中飞机起飞的时刻，那就让这个时刻多来几次；如果你的孩子喜欢谈论星球大战，当他在谈话中兴致不高的时候，你可以问他关于星球大战的问题。

2. 回到你的游戏或活动中来

很多家长一旦抓住孩子的注意力和兴趣，就担心孩子在活动中失去兴趣。你也许会有这样的感受，可以自己检查一下。你曾经注意到孩子切断联系，并且开始在一个游戏或者是活动的中间做刻板行为吗？（我敢打赌你有！）我希望的是你在那个时候加入他的活动中，是吗？（是吗？是吗？说是！）然后有可能他就重新回到这个游戏中来。因此关键问题是，你是否有过这样的情况，即决定不让孩子再做之前做过的游戏或活动，仅仅因为上一次他表现出不怎么感兴趣？（如果你确实这么做过，也不要为此而汗颜，因为大部分父母都做过同样的事情！）对你的孩子来说，比较好的是你能够鼓励他继续做上一次你们做的同一个活动。当你重新获得孩子的注意力后，你可以说："嘿，你知道吗，我们还没有完成游戏，现在轮到你了！"或者是："我很高兴你又回来了，我们差一点就要到山顶了！"或者是："听到你回答我上次提的问题我会很高兴的，你最喜欢的动物是什么？"

3. 邀请你的孩子回到游戏或者活动中，只邀请一次

与愿意重新介绍一个活动同样重要的是愿意放手。你是否发觉：你自己如此激动于你和孩子参与到某个特定的活动中，以至于当你的孩子切断联系，你失去孩子参与的信号时，你仍然试图让孩子参与到在这个活动中？（如果是这样的话也没关系，我可以保证，我还没有遇到过从未这样做过的父母，所以你有人做伴！）然而，在实践中，这样的强迫会打破你辛苦建立起来的融洽关系和信任。所以，当你和孩子在一起玩耍的时候，你发现孩子开始切断联系了，就要邀请他继续玩游戏。仅邀请一次。要确保你用一种轻松有趣的方式邀请他，比如说："哦，哦，现在轮到你了！让我们玩完这一轮！"或者是："小家伙，你不能从那边开始开卡车，到这边来开车。"或者："等等！再等两分钟我们就可以做完游戏啦！我们玩得这么开心，就快要结束了！"不过，最重要的是，你只能这样做一次。如果孩子没有反应，就不要再说了。在这个时候，要和他保持联系，就要加入他，用非常友好的方式，不要有所要求，等等。

活动时间！

表6追踪孩子的互动注意广度。花15分钟陪伴你的孩子，尽你所能在这个15分钟里和孩子玩一种互动的游戏。我的建议是玩尽可能简单的游戏，选一个你认为他喜欢的。最简单的往往就是选一个体育活动，比如追逐或者摔跤。不过也要记住，不要陷入刻板行为，或者故意给孩子选取一个让他们容易产生刻板行为的玩具、物品或

活动。（我们追踪的是互动注意广度，不是普通注意广度。）

你要用表 6 来追踪记录孩子坚持最久（和坚持最短）的互动游戏和活动的类型。在第一列写下你对游戏或活动的概述，比如"追跑游戏""搭城堡"或者"西洋跳棋"。在第二列写下游戏或活动持续的时间。换句话说，就是在孩子分心、做刻板行为或其他事情之前，他在这个游戏中玩了多长时间？

记住，你不是要通过开展吸引孩子的游戏来达到完美，而是要像个侦探一样，尝试一些不同的招数，留意吸引孩子和不吸引孩子的分别是什么。如果你的孩子能够全程参与活动当中，很好！下次你可以把时间延长一点。

表 6

互动注意广度	
游戏 / 活动	持续时间

在线资源

更多关于本章介绍的方法和技术，请搜索关键词"autismbreakthrough"，进入相关网址 chapter8 查阅。

出发点

从表 6 中选择一个游戏或活动，每天一次，持续一周。看你的孩子在参与与否和持续时间上是否有变化。

记得在介绍游戏或活动的时候，要用一种有趣且完全没有压力的方式。如果一周后孩子参与更多，那就真是太好了。如果没有，也没关系，至少通过试验和反馈，你知道这个活动不能吸引你的孩子。你可以在一两个月之后再试一次。

Chapter 9

基本方法 4：变通性

在我们详细讨论这个最关键的基本方法之前，让我先给你讲一讲阿图罗的故事。

阿图罗的故事

阿图罗的父母很高兴能够把他送到一个用 TEACCH 模式（自闭症及相关交流障碍儿童的训练和教育模式）教学的学校。他们认为这个学校可以提供一个很不错的替代 ABA 的方法，因为他们觉得 ABA 方法对他们的儿子起了反作用。

他们非常喜欢这个学校的一点就是这个学校宣称他们会尊重"自闭症文化"。因为这个模式，学校认为所有的事情都必须围绕着自闭症谱系障碍儿童已有的习惯开展。这个学校的一个核心理念就是"自闭症谱系障碍儿童需要结构化"。（我相信你们以前也听到过这个说法。）

在这里，所有的事情都按照已经规定好的日程进行。学生们被深度教育来适应这种日程，他们学习一整天中每一个时间段发生的每一件事情。学校用图片向他们展示一天中的每个要素，并且给他们尽可能少的变化（既然"自闭症谱系障碍儿童不善于处理变化"）。

在某些方面，这个方法确实起作用了。这个学校里的大部分孩子在遵循日常方面更加有效率，并且他们比大多数特殊学校里面的孩子更少出现崩溃的状况。

所以阿图罗变得适应于遵循日程。

但是当日程有改变的时候怎么办？

阿图罗的父母之所以来到我们的启动项目，主要就是因为阿图罗的自闭症的一个显著障碍：他非常刻板和不变通，因此导致了崩溃。如果在家的日程发生偏差，阿图罗就会尖叫着崩溃；如果走一条不同的路线去公园，他会崩溃；如果他的妹妹在他的身边多待几分钟，他也会崩溃。

如果有人要和阿图罗玩的游戏不是他想玩的，或者有人试图改变游戏中的某个元素，他就会拒绝。他和父母玩的僵化的游戏只有少数几种选择，并且每次这些游戏都要用完全相同的方式进行。父母和其他人与阿图罗一起玩耍的经历是，他们觉得这不是真正的玩耍，而更像是成为被阿图罗完全控制的机器人。

比如，无论何时父母和他一起玩拼图，他都要把大一点的拼图从父母那里拿走，如果父母试图用大片拼图，他就会尖叫并拿开。他们把小片拼图拼起来，但是只能从最右边开始，不然的话阿图罗就会拿走这些拼图并且尖叫。

在启动项目中，我们告诉阿图罗的父母如何利用阿图罗的动机并结合一些特别的附加策略建立他们的儿子的变通性。

阿图罗的父母回家后就把所学的方法应用起来，他们非常激动地看到儿子的变化是多么迅速。当他的日程发生改变时，他已经基本上不会崩溃了。他对妹妹变得宽容，有的时候还要跟妹妹玩一会儿。他玩游戏的时候更加灵活了，允许别人的建议和改变。他的游戏和活动范围都扩展了。他能够真正地玩游戏，而不是简单地重复一些相同的步骤了。

更重要的是，和他一起玩的人能够真正体会到玩耍和互动了，而不会感觉是一个受他控制的机器人。

一次，当阿图罗的妈妈拿出他最喜欢的拼图时，他又一次把大块的拼图拿走了，妈妈温柔地伸出手来，并问："我可以拿一片大拼图吗？"

阿图罗盯着妈妈，她笑着看着儿子，仍然伸着手。

阿图罗低下头看着自己手里的拼图，再抬起头看看妈妈伸着的手，然后又看看自己手上的拼图。

然后阿图罗用他空着的那只手故意慢慢地从手里拿出一块大拼图递给他的妈妈。

阿图罗的父母发现阿图罗越来越能够变通，并且进行有来有往的精彩互动。这样就允许他的父母安排和见证他们等候已久的情景：阿图罗的第一次玩耍约会。

为什么变通性如此重要

变通性是 4 个基本方法中最不受重视的。事实上，在阿图罗的故事中也是这样，我们经常鼓励变通性的相反面：结构化。让孩子知道一天的日程是一件坏事吗？当然不是。但是，就像学数学一样，这完全偏离了重点。并且，这会让孩子更加自闭。记住：你的孩子大脑中严格的结构化的部分是完好的。你要训练的是无力肌肉。你希望孩子发展他们大脑中有困难的那个部分，这样，很多扇大门就会向他们打开。

你需要考虑的事实：

• 日程常常都会有变化（同样还有路线、流程、事情发生的顺序、用餐等）。

• 你的孩子身边常常会有不同的人，有他们的同伴，也有成年人，他们对于如何玩游戏、怎么做活动都有自己的想法。

• 一个特殊的小孩或者是有一点行为问题的小孩都完全可以适应学校，而一个刻板并且很容易崩溃的孩子就不行。

• 如果你能和孩子以及家人和平共处，不吵闹不崩溃，那么你的生活就要容易得多。你的孩子也是这样。

• 孩子各个领域的发展都在很大程度上取决于孩子灵活变通的程度。

好，现在让我们花几分钟来讨论一下最后一点。关于变通性最不可思议的事情就是它不仅仅影响到变通性自身。比如，假设你的孩子有语言障碍。当然肯定有一些情况是：孩子不能说话完全是因为失语症（难以控制嘴部肌肉说出词语），这样的孩子真的需要我们的帮助来构筑他们嘴部的基本发声能力。

然而我们看到过，在很多案例中，比如星期一孩子还可以很清晰地说出一个词语或者词组，但是到了星期二就不能说了。怎么解释这个现象呢？毕竟如果孩子口腔肌肉控制能力很低或者完全不能发出语言，那么前一天他又是怎么说话的呢？

这就是变通性起作用的地方。变通性需要孩子用你的方式行事。（在任何时候要求孩子做任何事情，要求他用你的方式办事。）对于我们的大多数孩子来说，这是非常非常具有挑战性的。这是对自主的放弃，这些孩子会感觉到自己的世界失控并且难以理解，这对他们来说是非常难以接受的。大多数时候，当我们谈到语言（如果你的孩子还不能流利地说话），就是有人在要求你的孩子说话。可以是很明显的（"说'喝水'"），或者是很自然的（"你喜欢哪个玩具？"）。无论哪种方式，在大多数情况下，说话就要求你的孩子用其他人的方式做事，换句话说，这就要求灵活变通。

所以，如果你的孩子缺乏灵活性，说话就变得非常有挑战性，哪怕你的孩子已经具有说话的能力。但是从另一个方面来说，如果你解决了孩子的灵活性的问题，就在他语言的道路上移开了一个巨大的障碍。并且语言只是其中一个例子，如果你帮助孩子变得更加灵活变通，你就移除了去往任何一条路上的障碍，孩子在任何领域的发展都可以畅通无阻。

策　略

我知道我在说其他基本方法的时候已经说过很多次了，但是这里我还要重复一遍：你不会想要在孩子做刻板行为、不看人、不回应的时候训练他们的变通性，要在他们和你有互动的时候训练。

在这个原则下，有如下建立变通性的策略：

1. 以对孩子非常方便友好的方式开始

这意味着你对孩子要非常灵活变通且有回应。如果他想要拥有所有的玩具车（包括从你这里拿走你的），让他全拿去。如果他说"不要动那个"，你就不要动它。如果他想要你一只脚站着，你就一只脚站着。这样能打好基础，因为它能让孩子建立信任并放松。

2. 提前解释

当事情有改变或者有进展的时候（晚餐推迟、换个房间或活动，等等），用一种美好、放松的方式解释将要发生的事情给孩子听，同时还要简单解释为什么。比如，"嘿，小宝贝，半个小时后，我们要穿上鞋子，坐上车。因为我们约了牙科医生。"在出发前15分钟再说一次，然后在出发前5分钟再说一次。

3. 故意做错

如果你的孩子每次玩游戏都要用特定的方式进行，你不妨故意做错。比如，如果睡前的流程一般是先刷牙再换睡衣，那就先换上睡衣。如果拼图每次都是用相同的顺序拼，那就换一个顺序开始。当孩子为了这件事而找你（无论是用语言的方式还是非语言的方式），你可以说："哦，我用了另一种方式！"你还可以加一句："换一种方式也挺有趣的呀！"

4. 角色扮演

用一种有趣的方式表演孩子通常会遇到困难的场景，比如说转换。如果孩子在出门的这个转换流程上有困难，你就可以设计一个游戏，你俩在游戏中假装要出门。（如果要做这样的游戏，孩子需要在各方面的发展中都处于一个比较高的水平。如果你的孩子完全没有语言或者是仅仅有极少数的互动，那么这个策略还是留到以后再开展。）

5. 装傻

通常，如果有超出孩子舒适区的事情发生，我们就会不淡定并且紧张起来（因为我们知道"有事情要发生了"）。这样会让事情变得更糟。当你看到孩子因为一些变化或者有人在用不同的方式做事而变得紧张时，你可以表现得搞笑和放轻松。比如晚饭提前了，而你的孩子习惯于在 6 点钟准时吃晚饭，你可以说："天哪，风把我吹到了餐桌边！"或者"真是太奇怪了，我在晚饭时间前就开始吃了。"你还可以跳着去餐桌边或者在走过去的时候用慢动作跌倒。

要问的问题和要提的要求

我们可以把正在发生的事情转换成对孩子变通性的挑战，这样的机会很多（然而我们常常忽视），多到让我们惊讶。我们没有注意到这些机会也说得过去，因为从来没有人告诉过我们要注意孩子的变通性水平。

以下是一些范例，是我们可以问的问题和提的要求（只要孩子没有做刻板行为），这些策略可以应用在任何活动中，它们为使孩子们变得更有变通性提供一些温和的挑战：

- "看你最后玩了几次很有意思，现在该轮到我啦！"
- "我的天哪，你得试试我的游戏，太酷了！"
- "我有个主意，这次让我们换一个顺序玩，看看会是什么样子的！"
- "你的车停在这个卡槽里面真好！现在我们把它停到另一个卡槽里面吧！"
- "你是对的，我们经常 6 点钟吃晚餐。但是如果我们要在 6 点钟以后吃晚餐，你希望是哪个时间呢？"
- "是的，我知道你想要这片蓝色的。但是，这次我们换一下吧，你想试试什么颜色？"

活动时间！

表 7 设计的是要用 3 天填完。在第一天选择一样孩子一天中会使用的东西，你用不同的方式使用，也邀请孩子来一起这样玩。比如改变一顿饭的用餐时间；鼓励你的孩子用不同的顺序穿衣服（先穿裤子再穿衣服，以此来代替先穿衣服再穿裤子）；如果你们经常玩棋牌游戏，就改变其中一个规则，比如每个人轮两次。在第二天选择一个不同的项目来改变。第三天再选择改变一个项目。记得使用刚才提到的那 5 个策略。

在每一次活动中，用表 7 来记录你尝试的改变以及孩子的反应。在第一栏记录下游戏和活动的名称，在第二栏只需圈出"是"或者"否"，根据孩子对于改变的态度是接受或者拒绝（他可以通过说"不"来拒绝或者就只是忽略它）。

记住：不要想着尽力去使每个答案都选"是"，即使答案是"否"也有助于孩子提升他的变通性。

表 7

变通性	
你努力改变的项目	你的孩子接受这个改变吗？
1）	是 / 否
2）	是 / 否
3）	是 / 否

在线资源

更多关于本章介绍的方法和技术，请搜索关键词"autismbreakthrough"，进入相关网址 chapter9。查阅愉快！

出发点

开始在改变面前卖萌。任何时间、任何事情没有按照预想的方式进行，就以一种有趣、轻松、蠢萌的方式回应。如果玛丽亚阿姨没有在她约定的时间到，你可以蹦跳着说："哦噻，玛丽亚阿姨还没有到，现在我有 15 分钟时间摔跤（画画、玩耍，等等）了。"如果你的孩子想要吃他不能吃的食物，你可以装作咬他的胳膊或者挠他的痒痒。卖萌装傻没有标准的方法，所以你自己尝试吧！

注意：讲完的这 5 个章节能够有力地跳跃式启动孩子的社交和人际发展。然而这些章节仅仅是 Son-Rise Program 发展性模式的开始，而不是全部。我们花了很多时间在启动项目和其他高级项目上，一起来帮助你一步一步地实现这个模式，包括准确追踪孩子的现状，并且开展活动，以便把孩子带到下一个发展水平。就像在第 5 章中提到的，你可以从我的网站下载这个模式的完整版。这 4 个社交基本方法是可追踪和可理解的，就是因为布莱恩和威廉开发的这个深刻而有远见的模式，我衷心地感谢他们。

Chapter 10
给予控制如何产生突破

我们刚刚详细地讨论完如何设置和计划孩子的社交目标。然而自相矛盾的是，让孩子达成更多目标的方法就是：和孩子的互动优先于其他你给孩子设定的目标。

记住：当孩子有自闭症这样的社交障碍时，互动是非常重要的。建立信任和增加互动并不仅仅解决信任和互动问题，它能解决任何问题。特定的目标很重要吗？重要。我们想要执着地、坚持不懈地让孩子追逐目标吗？当然。

你爱你的孩子并且珍视孩子的进步，这非常好，也非常重要。我知道，有的时候很容易痴迷于让孩子达到某一特定的目标。但是在追求孩子进步的过程中，一旦和你的孩子产生控制权之争时，暂时放弃目标也是很必要的。事实上，控制权之争是你对孩子所做的事情中最限制他们能力的事情。你应该尽可能避免这样（当然，除非关系到安全问题）。

控制权之争的问题

还记得在第 2 章中我们谈论到孩子对于这个世界的体会时，我们所做的那个在公园长椅上阅读的比喻吗？我细数了两个控制孩子体验的主要因素：他们的感观知觉处理困难（所有的光线、声音、气味和触觉对他们来说都是充满挑战的、过度的，或者是没感觉的）；孩子的认知模式问题（让他感觉这个世界是无法预知的，是危险的，并且超出了控制范围）。

当人们（不仅仅是自闭症患者，而是所有人）处在他们无法控制的痛苦经历中时，他们无法理解，有太多的信息要处理，他们就会以特定的方式来应对。他们把所有的事情放到一起来获得对感知的控制。他们寻求可以自己施加控制力的情境，而不想被控制住。并且他们会强有力地抵制任何试图控制他们的力量。

当人们搬到一个新的地区，进入一所新的学校，经历一场失败的婚姻，失去一份长期的工作，经历一次改变生活的伤害，或者体会到失去所爱之人的感觉时，他们经常变得非常有控制欲。他们会回归到熟悉的日常生活，追寻着最熟悉的人，寻求一个人独处的时间（在这里我们可以控制所有的事情），痴迷于打扫房间卫生，看熟悉的电影和电视剧，遵守严格的和受控制的饮食习惯。同时，他们往往会强烈地防备着新的情境或人，如果你试图改变他们的行为，他们会非常强烈地反抗，如果你坚持让他们作出改变，他们会把你推开。

就像我在第2章中提到的那样，当孩子们看起来非常固执、僵化、很有规律时，他不是表现不正常，而是表现正常，鉴于当时他所面临的情境。所以不用惊讶于我们的孩子们如此想控制一切。

当面对有控制欲的孩子的问题时，大部分人的第一反应就是试图打破孩子的控制行为，即反过来控制孩子。有的人认为，为了适应这个社会，孩子也必须习惯于用正确的方式做事。

对其他人来说，当下的情形更有实际意义。你也许会想：我只是想让我的孩子刷牙（举个例子），然后就没事儿了。我知道他会反抗，但是一会儿就刷完了。而且这是很值得的，因为他会有一口干净的牙齿。

如果这些场景引起了你的共鸣，这是很正常的，而且完全可以理解。你爱你的孩子，你试图帮助他适应这个世界，因为这个世界不会理所应当地来理解和包容他的不同。最重要的是你同时有很多纠结的事情，有时候你只是想要过完这一天。

问题是，如果你和孩子继续这样走下去，结果就会事与愿违。坚持控制某个控制欲很强的人，会导致这个人的控制欲更盛，而不是更少。你看，如果你的孩子控制权受到挑战，他就会感到不得不固执己见并且争取重新建立起他的控制权和个人自主权。

想象一根绳子上面打了一个结，我紧紧地抓住绳子的一端，而你抓住另一端。你拉得越紧，这个结就打得越紧，因为我没有松手。你拉得越来越紧，就永远不可能解开这个结。解开这个结唯一的方式就是松开绳子，这样的话，绳子就能够松弛下来，结也将被解开。

理解的关键在于：如果你想让孩子少一点控制欲（更灵活变通，可以学习到更多、成长更多，最终实现更多的目标），你必须给孩子尽可能多的控制权。

你是否曾经拥抱过你的孩子，尽管他不想被拥抱（他扭动着，或者要推开你）？你是否在孩子玩玩具的时候拿开他的玩具，比如积木，然后告诉他"正确"的玩法？你是否曾经强迫你的孩子去和某人握手，或者说"你好"和"谢谢"？你是否曾经抓住你的孩子，这样你就可以给他梳头发，给他洗脸，而他却试图逃离开？

如果你做过这样的事情，完全没有关系。我从未见过没做过这些事情的家长。大部分家长意识不到，自闭症谱系障碍儿童发生这些行为时会产生的不可预期的一连串效应。你能解决当下的问题（刷牙、梳头，等等），但是你不能达成互动和长期的学习，因为你的孩子不仅仅更有控制欲，而且学习和做事都会非常被动和不高兴。

迈克尔的故事

迈克尔的妈妈觉得干净的牙齿非常重要。问题在于，迈克尔这个 7 岁大的、瘦削的、有少量语言的男孩，对口腔卫生并没有同样的热情。但是，不要担心，他的妈妈找到了解决方法。

每天晚上睡觉之前，妈妈就会尽可能温柔地把迈克尔的头夹住，然后强行给他刷牙。她也不喜欢这样，其实她恨这样做，但是她找不到其他方式来给迈克尔刷牙。难道她要让儿子的牙齿全都掉光吗？

这是迈克尔和他的妈妈来到美国自闭症治疗中心做扩展项目时，他们提出的第一个问题。尽管刷牙从来不是我们清单上的首要问题，但对迈克尔来说是的，就是因为这个夜间常规已经毁掉了迈克尔取得进步所需的人际间的信任。（早些时候，迈克尔的妈妈对我们说："他总是离我远远的，我不能理解这是为什么。"）

很明显，迈克尔的妈妈是一个非常有爱、非常关心人的母亲，只想给儿子最好的。她只是找不到更好的解决方式，并且她认为如果不给儿子刷牙，她就不是一个称职的母亲，所以她感觉被这个情境卡住了。

我们和迈克尔的母亲就刷牙的事情展开了一个长时间的

交谈。在听她说完这么做的原因后，我们向她解释为什么逼迫迈克尔刷牙对他是有害的，以及她真正希望迈克尔做的是什么，那也将是他未来发展的目标。（我们也强调了她在儿子15岁的时候，关于刷牙的这个问题上将要遇到的困难。）

　　然后，我们的儿童专员在和迈克尔一对一地相处一整个星期后，向迈克尔直接解释了刷牙这件事。说实在的，我们并不觉得刷牙这件事情是他的当务之急。然而我们希望帮助迈克尔，并且同时向他的母亲展示，通过 Son-Rise Program，我们可以让迈克尔有能力做一些事情，比如自己刷牙，而不需要任何外力的胁迫（也不需要任何无形的逼迫，比如不认同）。然后在家里遇到同样情境的时候，她就可以对迈克尔采取同样的措施。

　　第一个儿童专员和迈克尔一同进了游戏室，在他背后的口袋里有两支崭新的牙刷。他先和迈克尔建立起联系，并且表现得非常友好（对迈克尔回应得非常迅速，准确地做迈克尔想要做的事情），然后，我们的儿童专员说："嗨，小伙子，猜猜这是什么？我给咱俩找到了一些好玩的东西！"

　　他说完便热情地掏出这两把牙刷，迈克尔一看到牙刷就跑到房间的另一边，把手往上一举，非常大声地说"不！"

　　我们的儿童专员毫不迟疑地把牙刷放在了一张小桌子上（足够低，迈克尔可以轻松看到这两把牙刷）。

　　"没问题，迈克尔，"我们的儿童专员说："我们可以等会儿再玩牙刷。谢谢你告诉我你想要什么！"

　　然后他让迈克尔骑在他的背上。这是迈克尔非常喜欢的一个游戏。让迈克尔骑了几分钟以后（迈克尔说"骑"，然后咯咯地笑，这样他就是表示希望再来一次），我们的儿童专员充满戏剧性地暂停了。

"哦，我的天呐，迈克尔，你知道我刚记起来什么了吗？"他跳起来到桌子旁拿起两把牙刷，兴高采烈地递到迈克尔面前，"伙计，我有牙刷。这真好玩！"

儿童专员还没来得及说完一句话，迈克尔就蹦蹦跳跳地到了房间的另外一边，说："不！"

我们的儿童专员一点都没有疏漏。"好的，我想你还没有准备好用刷牙来取乐，没有关系，我们不会用牙刷做任何事，除非你愿意，好吗，迈克尔？除非你愿意。"

他把牙刷放回桌子上。

然后他调皮地笑着对迈克尔说："但是我得告诉你，那些牙刷真的非常有趣！"

然后这两个人又回到骑马的游戏中去。又过了几分钟，我们的儿童专员好像第一次意识到牙刷是放在桌子上的，于是抓起它们，再一次（充满热情地）介绍了一遍。

迈克尔又一次以同样的方式回应了他。

儿童专员又一次把牙刷放回桌子上，并向迈克尔解释道，他将继续这样尝试，因为牙刷实在是太有意思了，但是除非迈克尔同意玩牙刷，不然他们仍然不会玩的（在我们的 Son-Rise Program 中有一句话是"孩子说'不'，只意味着在接下来的 5 分钟没办法开展某项活动，我会过会儿再问一次"）。

这个局面持续了一个多小时，我们的儿童专员也每隔 5～7 分钟就热情地介绍一遍牙刷。最终，迈克尔开始意识到并且真正相信我们的儿童专员并不会强迫他用牙刷。

在儿童专员第 10 次或第 11 次提供"牙刷建议"时，迈克尔没有跑开，他也没有说"不"，而是站在那里看着儿童专员和牙刷。

我们的儿童专员欣喜若狂，牙刷活动成功了！他热情地祝贺着迈克尔。然后他慢慢地递给迈克尔一把牙刷，而迈克尔小心翼翼地接过它。儿童专员激动地跳了起来，"伙计，你做到了，你拿着牙刷！你真棒啊，迈克尔！"

儿童专员把自己的牙刷放到嘴巴里面，开始刷起牙来。他一边这么做，一边激动地对迈克尔说："天哪，真是太棒了，感觉真舒服！"他继续非常愉悦地刷着牙齿，"迈克尔，你得试一试，看我怎么做的！"

他把牙刷从嘴巴里面拿出来，然后又放回去继续刷。"哦，感觉真舒服！"

慢慢地，迈克尔也拿着自己的牙刷放到了嘴边。

"太棒了，迈克尔！"儿童专员说，"现在放到嘴里，像我一样，看到了吗？"

他又向迈克尔演示了一遍。

迈克尔把牙刷放在离嘴唇1英寸的位置，没有继续的动作。

就在这个节点上，我们的儿童专员瞥了一眼时间，意识到他只有3分钟和迈克尔一起完成这个阶段。

在这个典型的情境中很多人会想，仅剩3分钟了，我们这么接近目标了，为什么不拿着迈克尔的手放到他的嘴巴里去呢？

这将是我们的终极错误，因为这个错误会抹去我们刚刚建立起来的全部信任。并且关键问题不仅仅是关于刷牙，在刷牙这个活动背后，还有许多我们想要迈克尔学习的事情。如果我们现在把信任给毁了，那么达到其他目标的里程碑将会变得更加困难，因为迈克尔会因此而把每一个人看作使用暴力和胁迫的人。

另一个方面，为什么我们愿意去花时间建立信任、给予控制呢？第一个里程碑事件花的时间会长一点，但是其他的事情就会因为我们建立了信任而变得自然而然。现在让迈克尔在有趣、安全和可控的环境下学习，他就会愿意和我们合作。我们打好了一个基础，所有的自闭症方面的进展都基于此：人际交往关系和互动。

每次你不管孩子愿不愿意，都有冲动要拔苗助长的时候，你要提醒自己的是：我的孩子提前一天学到某个技能，将会在他未来一年的生活中取得截然不同的效果吗？

当然，我们的儿童专员没有拿着迈克尔的手放到他的嘴巴里面，他只是简单地在剩下的3分钟继续鼓励迈克尔和跟他一起玩耍，然后很高调地结束了各个环节，但是没能让迈克尔真正刷牙。

结果，第二个儿童专员让迈克尔刷牙了。他发起了一个游戏，叫作"挠挠牙齿的痒痒"，这个游戏激发了迈克尔的灵感，让他把牙刷放到嘴巴里面开始刷牙。

从那以后，每天晚上睡觉前，迈克尔都会刷牙，是完全自愿的，没有被逼迫，没有人帮他刷，也没有人会把他的头固定起来。

所以请记住：你要热情而持久地为了达到孩子的发展目标而努力。但是当孩子说"不"、拒绝或者是你感觉到一场控制权之争即将来临时，请停止你正在做的事情，把它放到一边，然后隔一个小时、一天或者一个星期再回来重新尝试。

你的孩子在和你或者其他人建立联系之前，需要感觉安全和一切尽在掌控。一旦他感觉到了安全和掌控，你就会发现，除了能和你建立连接（这是最重要的事情），他还会少一些控制欲，更有灵活性，更愿意和能够学习新事物。

战胜洗车

自闭症康复后，当我还在适应这个世界的时候，我还是感觉到有很多可怕的事情。（这是我康复的证据，因为当我还是自闭症的时候，我并不会感到恐惧，甚至都没有意识到有什么可怕的。一旦我康复了，就开始第一次充分感知到环境。）

我害怕的一件事是自动洗车，另一件事就是马桶堵塞。我知道第二件事听起来很奇怪，我将会在后面解释（也许听起来还是很奇怪）。在没有经历这两件日常生活中经常遇到的事情之前，我并不知道自己会害怕它们。我还记得我和父亲坐在车里，然后他告诉我，我们即将进行自动洗车，那将非常有趣。

我们的车开在一个轨道上，慢慢地自动前行，经过洗车的机器。我以为非常酷。但是突然有一些东西开始向车打过来（至少我是这么认为的）。我记得看到这些巨大的、像怪兽胳膊一样的东西非常大声地擦着汽车窗户。

不用说，我开始尖叫得像经历了一场谋杀。

我的父亲温柔地拍着我的头，说："我知道这个对你来说是新兴事物，劳恩。还有两分钟就要结束了。"

我继续尖叫。

我的父亲继续拍着我的头告诉我没关系，然后让我知道，洗车过程已经过半、快要结束，以及结束了。

然后就结束了。

对父母来说，这种状况有两种处理方法：一种就是当孩子非常焦虑的时候，自己也变得焦虑，并且承诺孩子再也不带他来经历这种可怕的事情了。另一种方法就是告诉孩子，没有什么可怕的，并且继续尝试，这样孩子就能够克服这个事情。

我的父亲没有选择任何一种。首先，当洗车结束我们走出汽车时，他对我说，如果我再也不想来洗车了也没关系（给了我控制的权力）。所以我马上冷静下来，知道如果我觉得害怕，将不会被强迫去做任何事情。

其次，他把我带到一个大窗户前面，在那里可以看到洗车时候发生的所有状况。这一次，我们从外面看到洗车的时候发生了什么。在洗的过程中，他向我解释每一个步骤。

结果，我发现从外面看洗车，并且同时听到解说，是一件非常有趣的事情。我的父亲问我要不要从车里面再看一次洗车。我热情地回复了一个"好"。

我们回到车里，再经历了一次洗车。这次，我非常享受。

就像它听起来的那么好玩，这对我来说是个关键事件，从此以后，我变得非常喜欢自动洗车。

克服对马桶堵塞的恐惧

就像我前面说的，我的另一个恐惧是马桶堵塞。你问为什么？一个很好的问题，让我给你讲一个故事。

我跑到厨房抱住我妈妈的腿（是的，当时我很小。）她问我怎么了，我说我用了马桶，然后马桶堵住了（也许是我用了太多厕纸，这是个常见的故障）。我告诉她我害怕靠近厕所。

她没有觉得烦人，也没有说："噢，我可怜的孩子！"她也没有试图把我带回厕所（因此给了我控制的权力）。实际上，我妈妈帮助我的方法就是把控制权给我。

她问我为什么害怕马桶堵塞。我回答道，我看着马桶里面的水面不断上升，我感觉水会满到溢出来，然后把我淹没。（那次其实水并没有溢出来。）她没有笑话我或者做任何事情，表明我说得很傻或者不值得如此担心。

她叫我拿一些玩具小人来（是我经常玩的小人）。我拿了三个小人过去。妈妈把它们放到空的厨房水池里面，并且把我抱到料理台上，这样我就能看到水池里面了。然后她让我把水池看作厕所，下水道就是马桶。最后，妈妈叫我打开水龙头，让水填满水池。（我能够看到出水比马桶出水快。）

我们坐在那里，看着水池里的水面慢慢上升，直到淹没小人的脖子。这样花了几分钟时间。

"看到需要多长时间了吗？"妈妈问。

"看到了。"我说。

"那么，如果你是其中一个小人，在厕所涨水的几分钟时间里，你会怎么做？"

"我会离开厕所。"我明白过来，这么回答。

突然，我意识到，就算在厕所淹水的最坏的情境下，我也有足够多的时间走出厕所。

克服这个恐惧对我来说太具有纪念意义了，以至于我后来成为家里的马桶堵塞修理师。无论马桶何时因为什么原因被堵住，我总会主动要求去疏通。

就像你们看到的，因为我的父母能理解给予控制权的重要性，他们就能用这个方法来帮助我克服困难，甚至在我的自闭症康复后也是如此。你现在也可以用这个方法来帮助你的孩子。

本章的这些故事是为了强调 Son-Rise Program 的核心理念。

你们是我们世界的使者

你遇到过从外国来的人吗？你是否意识到，你会把遇到的外国人的性格归于他所在的国家的特点？如果这个人很固执己见，你会认为这个国家的人都很固执己见。如果这个人很大声，你会认为这个国家的人都很大声。如果这个人彬彬有礼，你会认为这个国家很有礼貌。

你和孩子在一起的每一秒，你无论好坏，都是代表我们世界的使者。你代表着我们世界的人际交往方式。你告诉孩子的每一件事，都代表着我们世界的一部分。

如果你强迫孩子，那就是在告诉孩子，我们的世界是会强迫他们的地方。如果你不赞同，那就是告诉他们这是个充满否定的世界。如果你给予他们控制权，那就是告诉他们，在这个互动的世界他们能感觉安全，并且有主动权。如果你赞同，那就是在告诉孩子这是个充满肯定的世界。

你在要求孩子永久地加入你们的世界，基于这个原因，你就要时刻注意你向孩子传递的关于这个世界的信息。

真实世界的规则和约束

我在自闭症研讨会上发言时，有时会被问到，孩子被给予控制权后，如何学会处理这个世界的"规则和约束"，既然在这个世界他们并没有全部的控制权，并且我们不能对他们想要的东西说不。

我提醒这些提问者，给孩子的控制权不是永久的，而是在Son-Rise Program期间给予他们控制权。

我们的孩子还不能掌握这个世界的敏感性和社会环境。因此，现在我们希望给他们提供一个宽容的环境，帮助他们一点一点地进步，处在一个信任和有趣的氛围中，逐步掌握越来越好的社会交往。

当我们的孩子跨越了通向我们世界的桥梁的大部分，也就是说，他们变得更互动、更享受与人交往、更灵活，能有效交流，这时我们可以着手帮助他们适应真实世界的规则。

我告诉你，以我的经验，总的来说，Son-Rise Program的毕业生都是非常贴心、温和的孩子，他们能很好地适应真实世界的约束，并且没有期望所有的事情都围着他们转。不仅如此，他们还非常关心别人。（请搜索关键词"autismbreakthrough"，进入相关网址recovered kids 去看关于这些孩子的精彩视频，你就能明白我所说的。）

活动时间！

看一下表8，想出5个你和孩子争夺控制权的场景。你不用一次都想出来，可以先想出一两个场景，之后想到了再回来补充。

并且，不必是你和孩子非常严重的斗争。比如，下班回家，你想抱一抱孩子，但是他扭动着不让你抱。这不能定义为斗争，但是仍然是你从孩子那里夺走控制权的情形。

对于想到的每个场景，你都要写下你通常会怎么做，以及你现在会怎么做。

表 8 设计得很简单，也没有复杂的解读。就保持它的简单，它将会继续指引你，并且提醒你。

表 8

控制权的斗争	你通常会怎么做	你现在会怎么做
1）		
2）		
3）		
4）		
5）		

在线资源

想要更深入了解本章介绍的方法和技术，请搜索关键词"autismbreakthrough"，进入相关网址 chapter10。祝你开心!

出发点

花 15 分钟做孩子想做的事（当然不包括不安全和有破坏性的事情）。让孩子当老大。如果他想让你跑圈，你就跑圈。如果他想让你立正，你就站好。如果他想让你玩某个游戏，请照做。不要试图影响所发生的事情，只是尽情享受，看你感觉怎么样。并且注意你的孩子有何反应。

Chapter 11

优秀的尝试者原则：把孩子变成学习的强者

大多数自闭症谱系障碍的孩子都是非常不善于尝试的人。这是什么意思？对大多数人来说，大部分情况下，我们都要花费大量努力或者尝试来掌握新兴事物。我相信，对你们来说很好理解。要成为一个优秀的篮球运动员，你要练习成千上万次投篮，其中大部分都投不中。要成为好厨师，你要做几百道菜肴，其中会有很多尝起来不那么美味，至少开始时是这样。刚学习编织时会做错，刚学习阅读的时候会把很多词语混淆。

关键在于，你必须尝试多次，并且犯下很多错误，然后才能大致掌握这件事。

这对你的孩子来说意味着什么

你的孩子缺失了一整套你想让他掌握的技能。让他学会这些技能的唯一方法就是让他在学习的时候尽可能多地尝试几次。

如果你的孩子在试过一两次以后，不愿意尝试看起来困难一点的事情，那就没办法让他学习所缺失的技能了——特别是社会技能，因为这个最具有挑战性。

这一点是非常关键的，因为我们大部分自闭症谱系障碍的孩子都不善于尝试，不愿意尝试，因此在发展的道路上遇到很多障碍。这些都有非常合乎常理的原因，包括孩子们在变通性和互动注意广度上的困难。然而这个问题中，我想首先解释的最重要的部分就是：你。

你稀里糊涂地做过各种加剧孩子尝试问题的小事，我们将要逐一讨论。（对于这些事情你不需要感觉糟糕。如果你做过这些事，那只能说明你是正常的父母。）

做一个不尝试的人

我们大部分的人都喜欢所做的事情取得成功。如果不能取得成功，为什么要做呢，是吧？所以我们在生活中会避免做那些需要努力并且不断做错的事情。

如果以这样的方式行事就难免会传递给你的孩子不要做尝试的信号。

也许你不相信，或许你会认为你怎么生活与你对孩子采取的教育方式毫无关系。那么让我这样问你：你是否曾经不愿尝试某种治疗方法，因为你不想"重新燃起希望"？在孩子反复尝试某事，但是看起来做不到的时候，你是否也会退缩？你在哪种情形下会更激动？是你的孩子去尝试做某件事，还是他成功地做了一件事？

如果你做了其中任何一件事，不是说你被打败了，而是说明你只是普通人。大多数人，包括那些非常自信的父母，都会以这种方式行事。

最重要的一点就是你要辨识出对于尝试的恐惧，并且专注于改变它们，这样一来你对你的孩子来说，就会成为最鲜活的榜样。我推荐的第一步就是利用任何机会来练习尝试。特别是要尝试那些你有很大可能会犯错误的事情。甚至这适用于非常小的情境中，比如修理家中你并不会修的东西（当然不会发生危险的），尝试去做你不知道怎么做的饭菜，学一项新技术（比如一种语言或者是一项活动），玩一下你从来没有玩过的游戏，等等。

要习惯于尝试，以至于你会感觉这是非常自然而然的事情，这样你会甚至感觉不到你在尝试。

破坏孩子的尝试

因为我们许多人感觉尝试和失败不好，所以我们往往不希望看到孩子反复尝试却不能成功。因此，我们设置各种障碍来避免或者减少这样的状况。

当你的孩子不停地重复一个词语，你会觉得麻烦。所以，要么你就会让孩子别说了，要么就会把孩子要的东西给他。你可能会避免玩你知道孩子会感觉有困难的游戏。当你的孩子挣扎于说点什么或者做点什么的时候，你会说"亲爱的，没关系"之类的话，就好像因为某种原因认为他的尝试或者错误是不应该的一样。

很重要的一点是，无论如何你都不要减少或者略过孩子的尝试。孩子不停地尝试，然后还是没有达到目的？很好！那正是你所需要的，因为这就是他需要锻炼的部分。

为了消除误解，我并不是说要故意把孩子的事情弄复杂，我只是说不要夺走或者破坏已经发生的尝试。

庆祝的重要性

庆祝在 Son-Rise Program 中起到了巨大的作用。大部分自闭症谱系障碍的孩子很大程度上没有得到庆祝，即使是他们做得对的时候也没有。我们服务过的很多父母、祖父母、其他家庭成员、志愿者和专业人员，都无意中错失很多庆祝机会。孩子看着别人的眼睛，没有庆祝。孩子说了一个词语或者短语，也没有庆祝。孩子做了要求他做的事情，还是什么都没有。

出现这样问题的原因之一是，没有人教过我们去注意或者是感激我们的孩子已经做得很好的部分。我们被教育的是用数不清的直接和间接的方式去寻找孩子做错的或者是错过的东西。这不仅剥夺了孩子享受庆祝的机会，也剥夺了我们看到、欣赏和在此基础上发展的机会。

所以首要任务就是改变你的关注焦点。你应该积极地寻找孩子每一天中每一个很小的互动和完成的事情，哪怕他之前做到过很多次。你的孩子用和平常同样的方式看着你，祝贺他，激动地为他看着你而感谢他。孩子说要喝水，祝贺他，热情地感谢他告诉你他想要的东西，哪怕他以前这样做过很多次。

你庆祝得越多，你察觉并且感激孩子做得好的事情也会更多。这对孩子来说也有明显的效果。无论何时你想要增加孩子的某个反应，祝贺他，给予强烈的反应，这样才能够最大化孩子重复的可能。（在第 14 章我们将讨论这个现象不方便的方面，但是现在只要这样想：强烈的反应—重复的行为。）祝贺这个举动会告诉孩子你对他所做的感到非常激动，祝贺强调了他的行为，让他的行为有趣，并且它通过影响你的反应给予孩子一种尽在掌控的感觉。

当你表示祝贺的时候，真诚和隆重很重要。我看到过很多人祝贺的时候就像走过场一样，语气平淡地说"做得好，强尼"或者是"看起来不错，胡安妮塔"。

当美国自闭症治疗中心的员工说"祝贺"的时候，意味着：表现得就像你刚中了乐透一样。庆祝得就像真的发生了什么让人惊讶的事情一样，因为确实就是这样。"天哪！我超爱你看我时的样子！"或者是"谢谢你告诉我你想要什么，吼吼！"

这样做并不是幼稚，用这样的方式庆祝将深深影响孩子的反应。

庆祝尝试

你想让孩子学习用正确的方式做事。非常有道理，没有理由让你不这么希望。但是很多父母所学到的是只有当孩子说正确的话、做正确的事的时候，才表扬他们。

从现在开始，你要换一种方式了。好的尝试者原则就是你要尽你所能鼓励孩子当一个好的尝试者——愿意做很多尝试，哪怕做不好。尝试是成长和改变的基本。

正如我们所讨论的，你将比现在更多地祝贺孩子，包括当他们做得好的时候。然而，你得添加一些其他元素到你的祝贺里面：当孩子尝试的时候，给予他们隆重的、明显的庆祝。祝贺每一个尝试，哪怕他们错得离谱。

如果你让孩子说"水"而他说了"吧"，请祝贺他。如果你让孩子摸摸鼻子，而他摸了肚子，热烈庆祝吧。如果你在训练孩子如厕，孩子进厕所尿了，但是完全没有尿到马桶里面，要祝贺他尝试着往马桶里面尿尿。

我听到过一些关切的声音说，学习正确地做某项工作或者学会某个技能对我们的孩子来说非常重要，所以把孩子所做的都看作是对的，这样的做法并不明智。但是，**我们不是说当孩子做得不对**

时，我们假装孩子是对的，理解这点是很重要的。

事实上，好的尝试者原则是我见过的能够帮助孩子获得正确答案的最好方法。在 Son-Rise Program 中，当我们要孩子说"水"而他说了"吧"，我们不要说："哦，太棒了，你说了'水'！"

另一方面，我们不要说："不，不是这样的。说'水'。"因为这样的回应就是孩子们一开始就不愿意尝试开口的原因：他们不喜欢被否定（甚至是中性的回答），并且他们不喜欢"不"。

我们应该说："很接近了，非常好，你真棒，我们再试一次！"我们热情地庆祝他们的尝试，并且鼓励孩子们再次尝试。我们要尽力吊起孩子尝试的胃口，建立起第一次尝试和第二次尝试之间、第二次尝试和第三次尝试之间的桥梁。要知道，我们让孩子增加的每一次尝试，就让孩子更接近学会新技能。

无论何时你的孩子做某件事情遇到困难或者做错了，不要感到悲伤，要往好处想。你要告诉自己：好！这是帮助孩子成为好的尝试者的又一个机会，做对可帮不上这个忙。只有他的进步和我的鼓励可以让他进一步学习。

对你的孩子来说，尝试是与外界接触的形式。你要让每一次接触都对他非常有吸引力，这将导向 Son-Rise Program 核心的理念。

三要素：精力充沛、激动和热情

表现出精力充沛、激动和热情并不是要进行头部手术，但是有这三要素是非常必要的。我们在启动课程和其他高级课程中反复强调这点。你看马戏表演、迪士尼频道、芝麻街和天线宝宝，它们的共同点在哪里？它们对（有自闭症和没有的）小朋友来说，都极有吸引力，并且它们都有这三要素。

精力充沛、激动和热情从来都会并且一直将会吸引着小朋友。你可以运用这一点，把这三个要素带到你和孩子的互动中。

可以将其带入你的庆祝中，同样要带到其他活动中。比如你和孩子散步时，给孩子洗澡、吃饭、要求他做件事时，等等。除非孩子在做刻板行为（你在加入他的活动），或者他在闹情绪（将在第14章讨论），所有和他一起做的事情都要带入这三要素。

这意味着你的表情和声音要非常生动，也意味着你要多多活动你的身体，比如在庆祝的时候蹦跳起来，洗澡的时候用夸张的方式踮起脚尖拿着海绵，等等。

为什么这样做如此重要？因为你要记住，你是我们世界的使者，你想让孩子对于成为我们世界的一员感兴趣。这个世界最重要的就是你。你想让孩子因为和你在一起而激动。

阿伊莎的故事

阿伊莎的母亲带着恐惧参加了启动计划。她担心的是她将从我们这里听到和其他医生同样的诊断，那就是她的女儿不会取得任何明显的进步了，并且保持希望对她俩都是不健康的。

当然我们告诉她没有这回事。当她告诉我们阿伊莎任何事情只做一次，如果第一次没有学会，就再也不尝试了的时候，我们并不惊讶。如果妈妈让她再试一次，阿伊莎就会崩溃（她妈妈的原话）：尖叫，有的时候还会打人和抓人。阿伊莎的妈妈基本上不会要求她再试一次。

结果，阿伊莎没有取得什么进步。这一点我们同样并不感到惊讶，因为学习新事物，你不多尝试几次是学不会的。当我们问阿伊莎的妈妈，当她要求阿伊莎尝试新事物的时候，感觉怎么样时，她说感觉很不舒服和害怕。我们问为什么。

现在，你也许认为这样的主要原因是她女儿的反应，但实际上并不是这样。（这就是为什么我们总是问的原因。）事实是，她的不舒服先于阿伊莎的反应。

真实原因是她有点相信之前的医生对她说的关于阿伊莎的诊断。因此，她要求阿伊莎做更多的努力时自己会难过。她感觉给女儿更多的挑战就是把女儿置于更多困难当中。

父母们在启动计划课程的一个最大改变（在回家前，在他们的孩子改变之前）就是他们看待孩子的方式。他们将用新的眼光和态度看孩子。（我们将在第17章集中讲述态度的重要性。）

阿伊莎的妈妈在启动计划课程中就经历了这样的改变。经过一周的课程，她开始改变对阿伊莎的看法。在看过一个又一个跟阿伊莎情况类似的孩子取得巨大进步后，她看到了自己女儿的希望。在和有同样经历的父母们交流，面对同样的恐惧后，她不再感到孤单，也不再那么恐惧。在获得帮助阿伊莎的一系列工具和技术后，她开始有信心。并且当她了解到阿伊莎的反应不是尝试的产物，而是没有尝试挑战的结果，她就不再对阿伊莎感到抱歉，并且不再认为鼓励阿伊莎尝试是把她置于困难中。在这一周结束的时候，她认为自己的女儿有能力取得进步，并且自己有能力激励女儿进步。

　　在启动项目之前，她忙于阿伊莎的语言康复，但是并不是很成功，因为阿伊莎一个词语只说一次。阿伊莎的妈妈只听她说过词语的部分，从来没有听她说过完整词语。然而，带着对女儿的新视角，她相信女儿有可能说得更多。

　　阿伊莎喜爱天线宝宝，她最喜欢的一个角色是丁丁（Tinky Winky）。（当然，阿伊莎的妈妈觉得这是天线宝宝里面最长、最难说的名字。）阿伊莎的天线宝宝在她拿不到的架子上，所以当她想要的时候，她会指着天线宝宝并且发出一些声音。

　　这次，阿伊莎的妈妈说："哦，谢谢你指给我看！我不知道你想要哪个，你能告诉我吗？"

　　阿伊莎说："Kee Kee。"这是她对丁丁的称呼。

　　"嘿，谢谢你告诉我！"她的妈妈说，"这是很不错的尝试！再慢慢地清楚地说一次，这样我就能理解你了。"

　　阿伊莎尖叫起来，并且开始走开。

　　阿伊莎的妈妈意识到这是关键时刻。她没有感觉糟糕或者放弃，而是走上前去说："我简直不敢相信，你这么聪明，阿伊莎！我知道你可以说出来，说 Tinky Winky。"

　　阿伊莎停住了。她妈妈从来没有这么做过。"Ickee Ickee。"阿伊莎说。

　　她的妈妈跳了起来，庆祝女儿的进步。"真的太棒了，阿伊莎！很接近了，让我们再说一遍，说 Tinky Winky。"

　　阿伊莎发出一声尖叫，绕着房间走了一圈，然后回到妈妈身边。

　　"Inky Inky。"她大声说。

阿伊莎的妈妈决定坚持。"这是说得最好的一次了，我们就快说出来了！再说一次，说 Tinky Winky。"

阿伊莎又尖叫起来，但是站在原地。一丝微笑划过她的脸庞。"Tinky Winky。"她说。

她的妈妈马上跳了起来，拿起丁丁，放到女儿手里。"你做到了，阿伊莎，你做到了！这是你第一个完整的词语！我知道你可以做得到！"

阿伊莎紧紧抱着她的天线宝宝，但是她的眼睛紧紧盯着她的妈妈，她仍然在跳上跳下，庆祝女儿的成功。

活动时间！

对于表 9 的每一列，请简单参照第一行的说明。玩得开心！

表 9

庆　祝	尝　试	三要素
你的孩子做到的，并且可以多庆祝一下的一些事情（如目光对视、语言交流等）	你的孩子觉得很困难，但你可以鼓励他多尝试的一些事情	你已经和孩子一起做的活动（如洗澡、吃饭，等等），你可以加上三要素

在线资源

想要更深入了解本章的方法和技术，请搜索关键词"autismbreakthrough"，进入相关网址 chapter11。祝福你！

出发点

选择一件你和孩子一起做的活动（从表9的第三列中），并且专注于把三要素带到这个活动中，主动地寻找激励孩子的机会。比如，你给他洗澡时，对洗澡表现出巨大的热情，为孩子洗澡而欢呼（哪怕他每天都要洗澡）。如果孩子拿起浴巾，为之欢呼。你将会惊讶于这样如何深深改变整个过程——对你和孩子来说都是这样。

Chapter 12

大图景：Son-Rise Program 的 ABC 模式

如果你不能看到孩子，就不能帮助孩子

如果我告诉你，你的孩子有一整个部分是你所没见过的，你会怎样？如果我告诉你，我可以给你一副特别的眼镜，能让你马上看到之前看不到的东西，你会怎样？

如果你不能看到某个既定时刻孩子的真实表现，你就不能决定如何更好地帮助他。看到某个孩子某个阶段的真实表现，是大多数治疗师给自闭症谱系障碍的孩子做训练的时候所没有注意的。他们看到了孩子技能的缺失，但是当他们从 2:00 到 3:00 给孩子做训练师时，他们往往不能看到这个孩子在 2:00 的时候和在 2:45 的时候是不同的。

在 2:15，孩子可能完全封闭在自己的世界里，把所有其他人和事都排除在外，包括治疗师。在 2:45 的时候，这个孩子可能又和外界产生了联系——愿意参与、接受、注视治疗师，等等。但是在大部分情况下，治疗师的整个课程和方法从 2:00 到 3:00 都不会改变。这是不好的，因为以上描述的两种模式要求两种不同的方法。

能够知道你的孩子处于哪种模式，然后选择当下最适合她的方法，这样不是更好吗？

现在，通过前面的章节，你已经掌握了丰富的原则、技术和方法。

如果再能够准确知道比如参与策略是当下最佳的，或者当孩子遇到挑战的时候用动机的方法是最理想的，这样难道不好吗？

准备好，魔法眼镜是这样的。

为什么时机就是一切

无论有没有自闭症的孩子都按照成人的日程进行生活。我们从9:00到10:00学习一个事物，从10:00到11:00学习另一个事物，诸如此类。在家里也并没有什么不同，我们在早上或者睡前做这样那样的事情。关键在于，我们（成人）决定了什么时候做什么。

我们可以对普通儿童这样做。他们有的会抱怨，但是我们能够保证和他们有个基本水平的交流互动。基本上，他们会回应自己的名字，遵从命令，对于哄骗、惩罚的威胁和奖赏的承诺有反应。

这些对特殊儿童来说就是奢望。既然他们生活在自己的世界里，远离世俗人际关系的束缚，那是否遵从他们内心过程的起伏就取决于我们。当然，我们可以忽略这点，就像大部分人做的那样，但是我们就要接受由此而来的负效应：和我们孩子之间不断的推—拉关系、信任受损、孩子对我们的世界不感兴趣，以及孩子非常缓慢的学习步伐。

结果到头来就是，我们迫使孩子学习、交流，以及处理接收的信息，而他们还根本没有能力做到。我们没有做的，就是利用"没有能力做到"的时间和孩子建立连接和联系（比如加入他们）。换句话说，我们没有主动利用我们已有的联系、参与和既有能力来帮助孩子成长、发展、交流，以及学习新鲜事物（比如，通过运用动机原则）。

解决的方案就是要能够准确辨识我们的孩子什么时候沉浸在自己的世界里，不适宜教授知识或者交流；什么时候他们和我们建立了连接，能够学习、交流和理解我们。一旦我们这样做了，在连接最有效的时候，我们就可以迎合与孩子之间的互动，以此和他们建立连接；或者当他们准备好时，激励他们成长。

自闭—互动连续统

孩子每时每刻都在某种程度上处于自闭—互动的连续统中。有的时候孩子在做刻板动作、没有目光接触，对于自己的名字没有回应。在这种情况下，你可以说孩子处于连续统中自闭的一端。这时他深深封闭在自己特别的小世界里，在这个自闭的世界里，他排斥你和其他人。

另外的时候，孩子会和你一起玩耍、看着你、欢笑、与你交谈，你会注意到他更变通，更愿意遵从你的方式。在这种情况下，你可以说孩子处于连续统中互动的一端。他正处在你的世界中，在这个互动的世界里，他乐意与你和其他人交流。

当然，大部分时候你的孩子并不在这两端，这就是为什么我们称之为连续统。一天下来，你的孩子可能在连续统中摆动。如果你能分辨出他处于连续统的什么位置，你就能准确知道怎么和他建立联系，也将能清楚地知道运用 Son-Rise Program 的哪项技术，以及何时运用。

红灯和绿灯

简单记住这些方法，我们称为红灯和绿灯。

- 红灯 = 这个信号灯表示你的孩子处于连续统的自闭端。
- 绿灯 = 这个信号灯表示你的孩子处于连续统的互动端。

我要抛给你的另一个概念是：微评价。这个词语听起来很复杂，其实不然。当你带孩子做评估时，他们得到一个评价。这些评价的缺点如下：

· 它们只测量孩子在某个时刻的表现，哪怕是做长期的计划，也是根据这个时刻的表现来决定。

· 孩子在陌生人面前完成不熟悉的任务时，表现出异常的可能性很大。

做微评价时，你花一点时间观察孩子，并快速作出判断，孩子给你的是红灯还是绿灯。那么你如何判断孩子给你的是红灯还是绿灯呢？

红灯信号

· 我的孩子在做自我刺激的行为。
· 我的孩子把我排斥在他的活动之外。
· 我的孩子看起来很刻板且有控制欲。
· 我的孩子对我说的话没有回应。
· 我的孩子在我接触他的时候走开了。
· 我的孩子故意在远离我。

绿灯信号

· 我的孩子正在看着我。
· 我的孩子在我叫他名字的时候回应了我。
· 我的孩子看起来灵活变通（比如乐意改变或者选择活动）。
· 我的孩子愿意和我有肢体接触。

- 我的孩子让我参与到他的活动中。

- 当我提出问题时,我的孩子会回答。

- 我的孩子正在跟我说话。

现在,你准备好整合起来了吗?

Son-Rise Program 的 ABC 模式

我开发 ABC 模式是为了家长和专业人员在和孩子们做训练时,更容易作出即时决定。这个模式如表 10 所示。

A 表示评估(Assess),我们刚讨论过。它表示这个模式的第一步就是花一点时间用心辨别你的孩子是显示了红灯还是绿灯,方法基于以上列举的几点。

B 表示连接(Bond)。如果你辨识出孩子给的是红灯,你要集中精力和他建立连接关系。

C 表示挑战(Challenge)。这关系到你从孩子那里得到绿灯的时候所采取的措施。这时可以挑战孩子——教授知识、增强交流、介绍新活动,等等。在这个阶段,你对孩子可以有更多要求。

表 10

A:评估	B:连接	C:挑战
我的孩子在做刻板动作吗? 我的孩子把我排斥在他的活动之外吗? 我的孩子看起来刻板而有控制欲吗? 我说话的时候我的孩子有反应吗? 我触碰孩子的时候,他会走开吗?	参与 给予控制 便于使用 祝贺激励 不要有所要求	

续表

A：评估	B：连接	C：挑战
我的孩子会故意避开我吗？ 我的孩子正在看着我吗？ 我叫我孩子名字的时候，他有反应吗？ 我的孩子看起来灵活变通吗（比如愿意改变和更换活动）？ 我的孩子愿意和我有肢体的接触吗？ 我的孩子会远离我吗？ 我的孩子让我参与他的活动吗？ 如果我提问，我的孩子会回答吗？ 我的孩子正在和我说话吗？		使用动机原则 装傻卖萌 用三要素原则向孩子提要求 鼓励孩子尝试 专注于社交四项基本原则

活动时间！

花5分钟和孩子相处，不要试图和他做什么（或者让他和你做什么），只是观察孩子。使用评估问题，看你能否辨别出他显示的是红灯还是绿灯。注意：一旦你辨别出了，不要采取行动！看到红灯不要试图建立连接，看到绿灯也不要试图挑战孩子的能力。只是观察孩子，在你观察的时候，填写表11，对相应的问题回答是或者否。

表 11

评估问题	是 / 否
我的孩子在做刻板行为吗？	
我的孩子把我排斥在他的活动之外吗？	
我的孩子看起来刻板而有控制欲吗？	
我说话的时候我的孩子有反应吗？	
我触碰孩子的时候，他会走开吗？	
我的孩子正在看着我吗？	
我叫我孩子名字的时候，他有反应吗？	
我的孩子看起来灵活变通吗（比如愿意改变和更换活动）？	
我的孩子愿意和我有肢体的接触吗？	
我的孩子会远离我吗？	
我的孩子让我参与他的活动吗？	
如果我提问，我的孩子会回答吗？	
我的孩子正在和我说话吗？	
红灯？ 绿灯？	

在线资源

要想深入了解本章的方法和技术，请搜索关键词"autismbreakthrough"，进入相关网址 chapter12。祝评估愉快！

切入点

　　花 5 分钟时间和孩子相处，尽你所能判断他显示的是红灯还是绿灯（不要借助上面的表格）。可以在任何你方便的时间重复这个评估。关键在于练习，以及习惯于和孩子在一起的时候辨识他的红绿灯。终究你将会不假思索地迅速看出他的信号灯。你所学习戴的"眼镜"将成为永久的隐形眼镜！并且，无论何时你和孩子相处，你都能感觉到是该和他建立连接，还是该给他一点挑战。

Chapter 13

感官负荷：最优化孩子的环境

在本书前面的章节，我们讨论过孩子的日常生活经历是什么样子的。让我们回顾一下生活经历的一大组成部分：孩子感觉加工的挑战。简单起见，请允许我重复第2章的几个段落：

你的孩子在处理和感受感觉输入的时候会有困难。这意味着看、听、闻、尝和感觉东西都比我们要困难。比如，你的孩子听到的声音就可能比我们听到的更远、更大、更轻或者不同于我们。

如果花点时间就安静地听背景的声音，你会听到许多细微的声音——汽车、风、暖气或者空调，看电视或者在旁边的房间聊天等。你可能直到这时才注意到这些声音，这些就是它们本来的声音。

人的耳朵经常被一系列噪声轰炸。大脑的主要工作之一就是过滤不相关的声音，保留重要的声音，比如你们的配偶／男女朋友的谈话（至少我们在大部分时候都觉得这些话是重要的）。

和孩子在一起的时候，所有的声音都以同样大的音量袭来（事实上不完全是这样，但这是最接近你孩子的经历的，以便我们可以马上切入）。当你要孩子注意听时，什么是他真正应该听的？哪些声音才是你的孩子应该注意的？

这是你的孩子不断重复的日常。你知道自己一整天待在机场的滋味吗（疲惫、精疲力竭，就想待着什么也不做）？你的孩子在繁忙的机场起床，吃早餐、午餐、晚餐，然后睡觉。就算只是你的起居室，对孩子来说就是飞机场。这就是为什么通过孩子的眼光看待问题那么重要。

为了更深刻理解我们孩子的感觉和自我调节系统，我要介绍一下玛丽苏·威廉姆斯（MarYsue Williams）和雪莉·谢伦伯格（Sherry Shellenberger），她们是警示程序（Alert Program®）的创造者和多本著作的作者，著有《"你的发动机如何工作？"警示程序指南》（"How Does Your Engine Run？"® A Leader's Guide to the Alert Program）。在感觉整合和自我调整的输入和输出的相关问题上，她们都很有见解。我曾经参与过她们的一次课程，她们也曾到访过我们中心。她们的工作非常出色，也推荐家长用过我们的方法，因为她们能够理解孩子感觉系统的重要性，同时也理解信任和人际关系的重要性。她们写了一篇关于家长参与 Son-Rise Program 的文章，可以从本书所提的 alterprogram 网址免费资源中获取。她们是有着深切关怀和博爱的女士！

因为孩子的感觉加工过程障碍，为孩子解释环境是非常必要的。往往一个过度刺激的环境（学校、家里或其他地方）可以看作孩子进步和交流的主要障碍。因为，你要尽力减少过度刺激，让孩子的即时环境尽可能有助于成功地进行感觉加工，进而有助于交流和学习。

创造最优化的环境

你应该怎么做呢？你在家里留一个房间出来，把它作为一间特别的游戏室或者专注室 (focus room)，在这里，孩子的很多重要时刻将要发生。以下就是这样设定环境的特征：

1. 无分心

大部分的房间都会让孩子感觉困在容易分心的环境中——墙壁上全是壁画和图片，地板上到处是东西，电话在响，人们在说话，电视开着，人们走进走出，窗子可以看到外面并且光线闪耀，等等。哪怕只是其中一个干扰，对感觉有障碍的人来说，刺激都是过量的。选择家里一个可以关上房门并且可以上锁的完全封闭的房间（如果孩子的卧室满足条件的话，可以选择孩子的卧室），然后尽可能在这个房间消除如上所述的干扰。其实，就是创造一个让普通孩子感觉无聊的房间。（对你特别的孩子来说不会无聊的。）

2. 没有控制权的争夺

还记得我们在第 10 章讨论的避免控制权之争的重要性吗？为了让这个房间成为孩子得到不同寻常的互动和进步的地方，这里要让他感到绝对的安全无虞。争夺控制权会毁掉他的安全感，更不用说对你和孩子信任关系的影响。这意味着这个房间要成为一间"可以"房间，这个房间要足够安全到你不会对任何事情说不，比如说"不要碰那个""不要爬这个""不要做那个"，不像在厨房，在那里你会禁止很多东西，比如尖刀、火炉等。

3. 玩具放在孩子够不到的架子上

目的不是给孩子制造困难，而是培养孩子交流的能力。孩子可以要架子上任何他想要的东西，但是他需要你的帮助。这个安排让你成为孩子的搭档和朋友（而不是障碍）。记住，这个房间是一间"可以"房间，在这个地方，你的孩子有极大的控制权和自主权。然而，没有你的帮助，他还是无法拿到架子上的东西。你将成为多好的帮手啊！你在那里时刻准备着，一旦孩子要什么，就要马上拿给他。

4. 没有电子玩具、电视或者电脑

我知道你的直觉会反对这点，我能理解。我知道你会感觉孩子喜欢这些东西，或者它们在你做饭的时候可以充当临时保姆。但是要知道，这些东西会助长孩子的自闭。首先，它们是自动产生的刻板行为。（正如我们在第2章讨论过的，当孩子创造刻板行为时是没什么不对的，但是这并不意味着我们要为创造刻板行为提供方便。）其次，无论视频、电子玩具或者电脑程序多么有教育意义，都无法教孩子互动和社交。（实际上，这些东西都在让你的孩子更少互动。）再次，只要这些物品在房间，你就会一直充当它们的副手。毕竟，你不能让你眼睛里的光变得五颜六色（或者做任何机器能做的事情），并且，机器不会挑战孩子的社交能力。所以，综上所述，你的孩子永远都会更愿意跟这些机器相处，而不是跟你。最关键的就是：少一点机器，多一点交流。

5. 一对一

目前来说（不是永远），你要保持房间里面每次只有一个人和孩子在一起。这是为了防止过度刺激并且促进互动。你要搭建起孩子的世界与你的世界之间的桥梁。首先，这座桥梁要从人到人——从你的孩子到另一个人，这是建立人际关系最简单的方法。

6. 如果可能的话，可有安装了单向玻璃的窗口或者2～4个摄像头

在美国自闭症治疗中心，我们的游戏室有摄像头，当然我们的

房间是设计得很完善的。你的房间不用这么严格，但是你会想要看到游戏室或者专注室里发生了什么。这样你既能看到你的孩子做得怎么样，也能知道和孩子在一起的人做得怎么样，这是非常重要的。

为什么锁门会有帮助

常常有人问我 Son-Rise Program 的父母为什么要锁上孩子游戏室的门。要说清楚的是，我们不是把孩子一个人锁在房间里，记住，总是有个大人跟他在一起。

我从来没有听人问过是否每天都锁住自家房子（住着孩子和至少一位成人）前后门的问题。认识的人中也没有人会拥护开门政策，让自闭症的孩子想跑的时候能够跑出房子，走到大街上去。

我这么说是为了强调事实上每个孩子周围都会有一个封闭的环境，问题是这个封闭的环境在哪里。你不能和一个跑来跑去的孩子一起工作（你的孩子也许不会这么做，但是很多孩子会这样）。

并且这不是把谁锁起来，而是给孩子一些解脱，并且给他提供关爱、利于成长和有帮助的环境。

所以如果你相信一对一的环境、没有控制权的争夺和过度的刺激对孩子来说很重要也很有用，那么你要选择一间房门锁定的游戏室或者专注室。当然，最终还是你做决定。

带孩子去超市、操场或者游乐场

很多家长觉得带他们的孩子去操场或者类似的场地，让孩子"成为正常的孩子"是很重要的。他们认为不这样做就剥夺了孩子的真实生活体验。

需要理解的是，目前你的孩子还不是"正常的孩子"。你的孩子还很特殊，有特别的挑战。如果你让孩子在一个常规的环境中面对他的挑战，你将不会阅读本书，我们也不会有自闭症的病症，因为我们只要把孩子带到常规环境中和普通孩子在一起，然后噗地一下，孩子的障碍就解决了。

但是你比任何人都明白，事情不是这样的。我完全理解你有时非常希望这样行得通，我真的明白，并且我从不会对此有什么微词。我也知道你爱护和关心你的孩子，并且愿意付出所有来帮助你的孩子。

所以请听进去：因为孩子的感觉加工障碍，他不能在公园经历"寻常"生活，现在还不能。你的孩子还不能在公共场所顺利度过，因为这里给他太多刺激，他接受不了。

当孩子能够顺利加工信息的时候，再让他经历这些生活，难道不好吗？这是有可能的！这又不需要你做到完美，只是需要现在投入一些。为了几年后得到回报，现在投入集中的时间段，在这段时间尽可能减少外出。

我听到过父母们坚称他们的孩子喜欢在户外和公共场所。我总是引用我姐姐的一句话来回答："瘾君子喜欢海洛因，但是这个喜好对他们来说并不好。"（这句话太好了，我还要在第16章讲到饮食的时候再次提及。）

孩子有感觉加工障碍时，他们进入一个让自己的神经系统过度劳累的环境中，就会有事发生。大部分孩子会有所反应并且情绪崩溃。然而，有的孩子会享受甚至有点沉迷于由他们脆弱的神经系统产生的肾上腺素和皮质醇。

　　在没有见过你孩子的情况下，我能够断言他无法把控这些公共的、非常刺激的，并且他看起来很享受的环境吗？不能。但是我可以告诉你的是：对于我见过的99%的孩子来说，这样的环境是不利于他们学习和互动的。除非你的孩子已经能和其他人深度互动、灵活变通、对于所有声光都能忍受、出行不会做刻板行为和情绪崩溃，并且出行回家后两小时内也不会做刻板行为和情绪崩溃，不然你的孩子还是属于那99%中的一员。

从游戏室到"真实世界"

　　游戏室和专注室是一个"可以"房间，这并不意味着你的孩子在这里得不到挑战。恰恰相反，在这个房间，你的孩子将比在其他任何地方更加直接和清晰地锻炼他自闭症的核心部分。

　　当孩子不再为数百万的感觉输入信号而干扰时，他可以在以下四个方面取得进展：目光接触和非语言交流、语言交流、互动注意广度，以及变通性。

　　一旦你消除孩子的过度刺激，并且让孩子走出与之相伴的战—逃模式，所有的事情都会改变。我并不仅仅指孩子变得更加有互动性，尽管这是我们肯定会看到的。还表示孩子在专注室里学会了调试自己的感觉输入系统。渐渐地，他们开始忍耐越来越多的刺激——一点一点增加，而不是一次全加上。

　　如果我叫你举起100千克的物体，你可能做不到，就算我让你练一整天（或者甚至一周）。但是如果我一开始只要你举起15千克，然后加到20千克，再举25千克，加到30千克，最终我们慢慢可以达到100千克。

随着时间的推移，我们慢慢把游戏室打造得越来越接近外部世界，最终完全相同。那时你的孩子就不再需要特别的环境，他可以顺利融入任何环境。

我曾经在游戏室里面待了 3 年半。现在我可以整天在人群中，在世界各地的狂野之处。我父母在1974年给我营造的无干扰的"可以"房间，已经证明了它对我的好处。

乔丹的故事

几年前，英国一名叫乔丹的男孩来到美国自闭症治疗中心。（我用了真名，因为他的故事经由电视播放了。）BBC 播出了题为《我想要回我的小男孩》（*I Want My Little Boy Back*）的纪录片，记录了乔丹和他的父母到美国自闭症治疗中心的旅程，以及他们回家后继续 Son-Rise Program 训练的经历。（如果你想要这个纪录片的 DVD，请联系美国自闭症治疗中心。）

乔丹的故事非常让人惊讶，因为他转变迅速。你可以自己看纪录片感受，但是我想强调一个部分，因为这个部分在这里非常契合。

乔丹来美国自闭症治疗中心之前，他一直都处在感知感观超载的状态。他大部分时间都在尖叫和哭泣，不知所措。附近有人修剪草坪，他都要捂着耳朵尖叫。

这就是乔丹父母日复一日的经历。他们常常感觉每天都过得好艰难。

在我们的游戏室训练一周后，乔丹有一天看到我们的物业工人在他的窗子外面修剪草坪。他走到窗边平静地看着草坪被修剪，既没有哭闹，也没有捂耳朵。

乔丹的父母震惊了，但是我们没有。我们每天都能看到游戏室的功效。

极端环境

为孩子设置一个游戏室或者专注室，如果遵循本章讨论的所有的指导和建议，会让你感到很极端，那么我想告诉你的是，我同意你的看法。我承认，Son-Rise Program 的游戏室是很极端。你的孩子有自闭症，需要极端。专注室只是一个暂时的极端环境，却能得到永久的改变。如果这是你想要的结果，那么你可以考虑按照本章梳理的步骤进行训练。

活动时间！

作为让自己开始的方法，请花一些时间来填写表 12。

表 12

为了最优化孩子的即时环境，你可以做的五件事
1）
2）
3）
4）
5）

在线资源

想要更深入了解本章的方法和技术，请搜索关键词"autismbreakthrough"，进入相关网址 chapter13。钻研吧！

出发点

在你布置正式的游戏室或者专注室之前，你可以在起居室、孩子的卧室或者你和孩子相处的任何房间做一些基本布置。首先，清理地板上、吧台上和桌子上的东西。把房间的门都关上。拔掉电源线（当然不要拔掉电灯线！），准备三个不用充电的玩具或者游戏，必须是孩子喜欢的。比如，毛绒动物（算一样）、球、乐器，或者如果他比较懂事了，可以准备纸牌、桌游，或者纸和笔（算一样）。现在你有了一间临时专注室！今天和孩子在这间房里待30分钟，试着和他一起享受这段时光吧。

Chapter 14

情绪失控和其他挑战性行为：改变你的反应是如何改变所有事的

我相信你的孩子没有让你觉得有挑战性的行为，对吗？好吧，这是个傻问题。只要你的孩子是人类，那么他就会做一些事，让你有时感觉很难处理。没有关系，你并不孤单，你的孩子也一样有很多类似的同伴。

让你感到惊讶的是，你在孩子的情绪失控行为（哭闹、打人、咬人等）中所起的巨大的作用。实际上，极有可能那些你想让孩子减少的行为，你在无意中让孩子做了更多。

现实生活中怎么可能会这样呢？

一个比喻

你有没有曾经在不说英语的国家待过相当长的一段时间？另外，你有没有去过某个国家，那里的母语不是英语，但是人们可以流利地说英语？

如果你愿意听，我可以向你简单介绍我的两段外国旅程。你可以回顾第 1 章，那里我提到过我在瑞典的斯德哥尔摩住过一段时间。

瑞典人说瑞典语，但是他们也可以说很流利的英语，并且许多瑞典人喜欢跟英语为母语的人练习说英语。我住在斯德哥尔摩的那一年，我每周上 5 天瑞典语课程。最重要的是，我的语言学得很好，所以我热切地盼望着那一年结束的时候，我能流利地说瑞典语。

结果，我没能做到。

瑞典语作为一种语言来说，其实并不是特别难。然而，比如我在斯德哥尔摩城里，有时我要向路人问路。我先用瑞典语问，一旦我被瑞典语卡住的时候，我就会退回用英语。我一说英语，对方就会马上用清晰的英语回答我。真是太好了！

问题就是，这种状况经常发生，我就发现在那年结束的时候，我的瑞典语非常不流利。怎么会？一旦我知道那里的人能理解英语，我能说多少瑞典语或者我的老师多少次要求我"Tala Svenska, du skit!"（意思是"请说瑞典语"，后面的那个咒骂之词我就不翻译了）都无关紧要了。我会回到我已有的语言，不再努力转换到新学的语言了。

我还花时间学过西班牙语，西班牙人不怎么说英语。如果我想找到洗手间，我就真的需要用西班牙语问。尽管我在高中时期学过西班牙语，但是我能如此迅速地重拾西班牙语，还是挺让人震惊的。关键就是西班牙语是当地人唯一能听懂的语言。用西班牙语交流是我从任何人那里要求任何东西的唯一方法，所以西班牙语马上就能学会。

情绪失控：旧的范式

以上的比喻阐述的观点能够有效地适用于你的孩子。大部分时候，自闭症谱系障碍的孩子情绪失控、打人、尖叫、哭闹，孩子的父母有两种处理方式，他们会选择其中一种。第一种：他们很生气、反应激动，并且责骂孩子。第二种：他们试图"解决问题"。他们会问："怎么啦，亲爱的？"然后继续热情地四处奔波，努力去弄清楚孩子想要什么，这样他们就能给孩子想要的东西，情绪失控就能停止。

许多家长脑海中翻腾的重要问题是：我怎么才能制止他的情绪失控？我把这个问题称为"契约苦役问题"，因为一旦你这么问了，恭喜你，你就成为孩子情绪问题的奴隶了。你将会付出一切努力让这场情绪失控有个好的结局。上面列举的两种反应都属于"大反应"。大反应是有情绪的、迅速的、热烈的、（通常是）大声的，并且是各种各样的。

这些大反应的原因是很多家长把孩子的情绪失控看作一种警报。当情绪状况发生，他们就马上进入高级警戒状态。他们希望发现并解决这个紧急状况。更重要的是，通常孩子的情绪失控和他们的不舒服之间有直接的情绪方面的联系。他们马上感到焦虑（这对孩子冷静下来可没有帮助）。

这个不难理解。很多父母感到焦虑是因为他们把情绪失控看作有问题的，情绪失控的每一分钟对父母来说，都在表示他们不是好的爸爸或者妈妈。毕竟，"好的"父母会解决孩子的问题并制止情绪失控，对吗？

但是，等等，我还没说到关键部分呢！

你不仅仅现在是契约苦役，而且你将肯定会从孩子那里遭遇越来越多的情绪失控。为什么？请看图2，它展示了我们大部分人遇到挑战行为的时候会怎么做，以及这样做会怎么日益影响孩子的行为。

正如我们所看到的，父母的大反应会导致孩子更多的行为障碍。而且每次父母（或者老师、治疗师、家庭成员，等等）这样反应，孩子的挑战行为就更加频繁、更加极端，也会持续更长的时间。

此外，"挑战行为"并不仅仅指情绪失控，还表示孩子的另一些行为，比如在墙上乱画、大声叫喊、在公共场所引起混乱、破坏

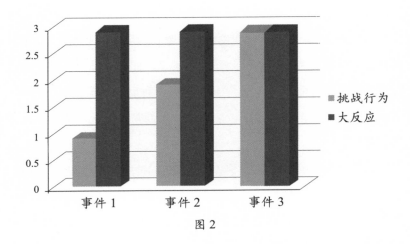

图 2

家庭设施、在街道上乱跑或者咒骂。

孩子做出以上的挑战行为时，你会怎么样？在大多数情况下，我们会像圣诞树一样闪烁。比如，孩子在墙上乱画，我们会向孩子冲过去（脸上带着震惊和恼怒的表情）并且说："亲爱的，你在干什么？你不应该碰墙壁！"我们又会为我们的过度反应有点内疚，解释："我知道你不是故意的，来，我们去别的房间吧。"然而这个时候已经迟了。我们已经表现出了很大的反应，演绎了上图。

不管是情绪失控还是别的什么，结果都是一样的：导致更多的挑战行为。

我待会儿再解释为什么，现在先让我们来探索一个全新的范式。

作为交流方式的情绪失控行为

这是个全新的范式：当孩子情绪失控的时候，打人、哭闹、捏人、尖叫等，他是在试图交流！太好了，你就是想让他交流！

只是有一个问题：你的孩子在跟你说瑞典语！说瑞典语总好过什么都不说，但是不好的是，从孩子的角度看来，他的身边没人能理解瑞典语。

你的孩子不能走进商店，尖叫，然后得到一袋软糖。没人会知道他要什么。

所以在孩子做出类似情绪失控行为的时候，理解他们的意图是非常重要的，这并不是警报铃声。这并不是对你作为父母的评价，而只是交流沟通的尝试。（这就是我们不加入他们的情绪失控的原因。加入他们是当孩子隔绝或者不与别人联系的时候，我们才采取的措施。情绪失控是相反的情况。情绪失控的孩子恰恰是努力在与我们交流，不是断绝联系。）

让我们回顾上面的图表，使用新的范式。为什么你的大反应会鼓励孩子久而久之做更多的挑战行为呢？

有两个原因：第一，回顾第11章，强烈的反应会导致重复的行为。这个在热烈庆祝的时候可以适用于你的孩子，这种热烈的庆祝是我们在前面相关章节讨论过的。如果孩子看着你，你用庆祝以示鼓励，那么你将得到更多注视。但是当你的强烈反应是在强调你不想要的行为时，这点对孩子（或者你）不起作用。

记住，在孩子的世界中，他们经常感觉不到控制权和预测事态发展的能力。因此他们总是在期待着获得预测与控制的能力。如果每次他做某个行为的时候你都闪烁如圣诞树，他就会做更多这样的行为，仅仅就是为了恢复这种预测和控制的能力。

你的强烈反应会导致孩子更多的挑战行为，第二个原因是**你的反应告诉孩子你能懂瑞典语**，特别是你四处奔走试图"修复"状况的时候。你的孩子并不傻，当他可以仅仅尖叫就能被人理解（至少基本上如此）的时候，为什么他要费尽力气说完整的句子呢？当他一发脾气就能让所有人围着他转的时候，为什么他要花大力气组织词语表达自己的意愿呢？

等等，我还没有说到最关键的部分！

你不仅仅是在充当契约苦役，让孩子增加他们的挑战行为，因为你表现出你能听懂他们的瑞典语，而且你还在减少孩子们有意义、创造性的交流。

让我解释为什么会这样。

我们再回顾一下图2。

当你的孩子做出温和的交际行为时，会发生什么？如果你跟大部分人一样，你会觉得这个情况并不紧急，所以你不会全身心地回应。

试想你在做晚餐，然后你的孩子走过来轻轻地对你说了句话，或者温柔地扯了下你的衣袖。如果你正在炒菜，你很可能会说："我听到了，宝贝。等我几分钟，我马上就做好晚餐了。"

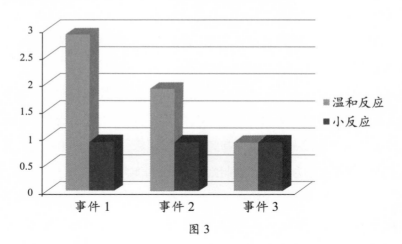

图3

这种情境的结果如图3所示。

但是，如果我们在做饭的时候，孩子尖叫起来，我们会如何应对呢？做饭可以缓一缓，因为我们手头有紧急状况要处理！然后我们就又回到了图2。

你的孩子从这个状况中学到了什么？任何聪明的孩子都可以推断得出：温和的交流得到的是最缓慢、最柔和、最不及时的回应，而尖叫能得到最迅速、最强烈、最及时的反应。当孩子真的有重要的事情要交流的时候，他会选择哪种方式呢？

好了，现在既然我们意识到这点了，那我们该怎么办呢？

反转局面

请看一看图4和图5，看出来了吗？你可以通过改变你的反应来反转局面。当你的孩子大喊大叫、哭闹、情绪失控的时候，你要让自己的反应缓慢而平和。（这是非常特殊的情况，这里我不推荐你

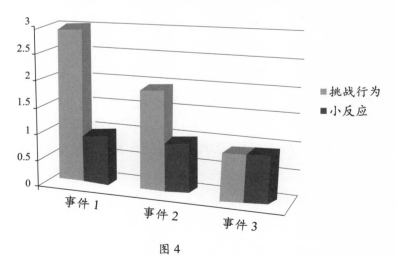

图 4

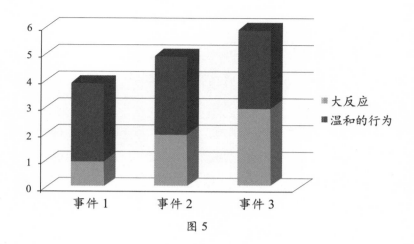

图 5

们使用三要素法则。）我不是说要忽视你的孩子，或者要惩罚他并且说："听着，孩子，你要是继续哭哭啼啼下去，我是不会答应你的。"这与惩罚和给他一点教训无关。

我是在说你要告诉孩子，你能听懂英语，但是你不懂瑞典语。下次他再情绪失控的时候，你要马上放松下来。不要问他契约苦役性质的问题（"你要怎样才能停下来？"），而是要问自己："我要怎么样才能更有效地和孩子交流？"

如果你这样问了，就不会做错。

提醒你自己，作为父母的工作不是让孩子停止发脾气，而是要帮助孩子交流。短期来看，这可能会让孩子的情绪失控更久一点。

另一方面，非常有必要让你的孩子知道你真的理解英语。当孩子表现得温和而愿意交流的时候（说词语、轻轻地扯你的衣袖、拉着你的手、发出甜美的语音，等等），你的使命就是迅速、马上、充满热情地回应。那个通常在孩子发脾气时出现的手足无措/慌乱的情形，应该出现在这个时候。

扼要重述：

情绪失控、哭闹、尖叫、打人、咬人、捏人 → 缓慢、平淡、柔和。

甜美、乐于交流的行为 → 迅速、反应强烈、紧迫、激动。

所以，你到底应该怎么做呢？让我们用一个孩子的个案来说明，这样你就能清楚地知道该怎么做了。

米歇尔的故事

几年前的拓展活动中，我正和米歇尔在一起，她想要架子上的一个玩具。（你可以回顾第 4 章，拓展活动就是 Son-Rise Program 的老师或者儿童专员到孩子家里服务几天，帮助他们完成项目。）我很乐意帮她拿玩具，并且我知道她想要哪个，但是她连珠炮似的尖叫。（"连珠炮似的尖叫"是我从威廉·霍根那里偷学来的。）

米歇尔在哭闹和喊叫，用一只手指着架子，另一只手放在嘴里凶狠地咬着。（每次她把手塞到嘴巴里面咬，就要盯着我看。）

我从她的父母那里得知这是米歇尔的常规反应（她的"瑞典语"非常流利），我非常高兴她这样对我。我独自沉思，这是帮助米歇尔更有效率地交流的绝好时机！（真心，我真是这么想的。我知道这对你来说太牵强了，但是我将在第 17 章向你解释怎么才便于操作。）

我蹲下来，这样就不会居高临下。"你好，米歇尔，我很愿意帮你拿到玩具，但是你尖叫的时候我真的听不懂你在说什么。"我暂停了一会，然后用手拍拍嘴，说："你知道吗，你用说的方式表达我就能理解你，并且我会跑过去拿玩具给你。"我又暂停了，这次暂停久一点。

米歇尔又尖叫了一会儿，还咬了自己的手，并且向我扔东西。

"嗯，"我说，带着我的最佳"迷茫脸"，"我不知道这是什么意思。"我慢慢地走向架子，米歇尔继续尖叫。

"我知道你想要玩具，但是我听不懂尖叫。"我边说着边来到架子旁。

"我就是不确定。"我慢慢地从架子上拿下来一个东西，我确定这不是她想要的那个玩具。

我慢慢走回她的身边，把玩具递给她："这是你想要的吗？"

米歇尔把它扔向房间另一头，继续尖叫并咬手。

"好吧，显然不是这个，很好。"我走回架子。

"我听不懂尖叫，所以我还是不明白。如果你说出来，我就能知道你想要哪个了。"

她继续尖叫。

我从架子上拿起另外一个玩具，也不是她想要的，然后走回她身边问："这是你想要的吗？"

米歇尔接过这个玩具，瞄准了桌子上的一碗汤扔过去，没扔中。

我再次蹲下，这样就能看到她的眼睛。"我跟你说，米歇尔。既然你尖叫的时候我不知道你要干什么，那么我要到那个角落自己去玩玩具了。如果你需要我的帮助，请说出来，我就会迅速跑过去帮你拿的。"

我拿了一些玩具然后走到那个角落。

米歇尔又尖叫了一阵，15 分钟过去了。

突然，从房间的另一边传来了声音，很轻，但是我还是能听到："想要玩具。"

我跳起来，跑到架子那里，拿起玩具就跑过去，把玩具给她。她抓住了玩具。

"嘿，米歇尔，你做到了！谢谢你终于说出来了，现在我可以听懂你在说什么了。"

在接下来和她一起的时间里，无论何时，只要她看一眼架子，我就跳起来站到架子旁准备好，她一声令下，我会很乐意马上帮她拿到玩具。

她开始热衷于这样做，下命令让我做各种事情，有时甚至笑我来来回回忙个不停。

接下来在她家的时间里，她再也没有情绪失控了。她的父母看到了这一切，非常激动，因为他们看到了一个清晰的、有效的方法，并且接受了它。

没有情绪失控过的成长过程

你可以想象在我家长大是什么样子。我们从一开始就知道发脾气、尖叫、哭闹等在我父母那里是行不通的。

我必须承认，有的时候，作为一个孩子（自闭症恢复后），我感到心烦。但是最后，你猜怎么样？我没有情绪失控！儿童时候没有，青少年时期也没有。

我不是没有尝试过哄骗我的父母给我想要的东西，只是我通常是通过说话和说服，不是通过哭闹、唧唧歪歪或者抱怨。并且我也没能总是得到想要的，但是当我得不到的时候，我也不认为要爆发出来，因为我知道这样无济于事。（我告诉你，有一次，我还小的时候，要求出去买点冰激凌，在被家人拒绝后，我走进房间，铺好床，打扫好房间，然后竖起一个标志牌让父母看到，这时再次要求要买冰激凌，他们就同意了。）

关于"操纵性"的一些说明

我曾经被问过，把情绪失控解释为孩子试图交流，是否意味着我们的孩子在操纵我们。说我们的孩子在操纵我们，就是相信我们的孩子是不真诚的或者是骗人的，他们为了达到自己的目的利用了我们。这多少有点邪恶的含义。

我说你的孩子通过哭闹、喊叫、尖叫、打人、咬人或者捏人来交流的时候，我就是从字面意义上来说的，你的孩子只是觉得用语言交流是困难的、麻烦的，并且就像我们前面讨论的，是不利于得到迅速回复的。

你的孩子只是选择了对他来说最好的交流方式，他的出发点是绝对真诚的。只是因为你的孩子可能是为了想交流而哭泣，而不是因为苦恼而哭泣，这并不能用以怀疑他的动机。

你的孩子尽其所能在这个颠倒混乱的世界里与人交流，这是绝对没有错的。我是绝对不会用"操纵"这个词来形容你的孩子的。

当我们不评论孩子当下的行为时，我们才能更有效地帮助孩子们交流。事实上，你会发现，如果你按照本章介绍的方法，不带有情绪和评价，你将能极其有效地帮助孩子实现转变。

感知超载或者生理伤害

你的孩子哭，很有可能是因为他处于感知超载的状态，或者是真的有身体上的疼痛（比如撞了头，或者胃痛，等等）。

如果你清楚地看到孩子被伤害或者正在受伤，当然你要尽力帮助或者安抚。詹姆斯容易肚子痛，很多次他哭闹的时候，我或夏洛特就帮他揉肚子。

但即使如此，通过我们的反应来培养孩子的交流能力是行得通的。部分原因是因为，从一开始，夏洛特就用"反应"方法来训练詹姆斯，他现在就能够告诉我们他哪里痛。你不想让孩子能够告诉你哪里痛吗？如果你能对于语言给予强烈而又迅速的回应，而给予哭闹缓慢而平静的反应，对于你的孩子来说总是有好处的。就算你的孩子正感受着疼痛(或者受到惊吓,等等),难道你不想传递给他"没关系"的信息，而不是让他觉得会有可怕或者让人紧张的事情发生吗？（当我们对于哭闹表现得很惊慌的时候，我们到底传递的是什么信息呢？）

对于感知超载，我们已经在这个问题上花费了大量时间，因为这个问题非常重要。第13章描述的游戏室或者专注室能显著减少孩子的情绪失控，因为它们消除了感知超载问题。在这点上，参与方法也帮了很大的忙。毫无疑问，让孩子不受过度刺激也可以减少哭闹和情绪失控。

所以请尽可能地让孩子远离过度刺激的情况和环境，无论他们是否哭闹。如果你察觉到感知的问题，比如某个声音打扰了孩子，你又能够处理，那么请一定要处理这个问题，无论孩子是否哭闹。

在这里，本章的原则仍然适用。哪怕你的孩子受到过度刺激，你还是要告诉他，没有可怕的事情发生。并且你要告诉他，你能听懂英语，但是听不懂瑞典语，所以说如果他觉得有什么超负荷的事情，他最好对你说出来。

此外，让你的孩子在自律和自我安抚的帮助下，自己解决这个问题。

我切实体会过詹姆斯的这个过程。

詹姆斯：第一个月

詹姆斯很喜欢女士，但他对男士的反应却很强烈。当我第一次和他相处的时候，他就毫不含糊地马上给了我个下马威。我走进他的房间，在看到我的那一刻，他直挺挺地倒下并在地板上胡闹、哭泣。

我看到其他人努力地劝说他、安抚他，但是结果都一样：别人对他说得越多（无论说的是什么），他哭得越大声、越坚决。他的焦躁随着别人给予的关注一同增长。并且，如果有人在这时靠近他，他会用下巴用力推别人，有的时候还把指甲掐到别人的皮肤里去。

当我走进游戏室，他倒地大哭的时候，说实话我并不确定他是想表达什么（比如"劳恩走开！"），或者仅仅是他看到是位男士而焦虑崩溃。但是，这些都不重要。

我所做的是：首先，我非常简洁地告诉他："小子，等你想要找我玩或者说话的时候，我就在角落那里。"然后我走到角落，开始在墙上画画。（他的游戏室的墙壁有特殊工艺，可以在上面画画。）

每次发生这种状况，我都由衷地放松，根本不急着制止詹姆斯哭闹。我知道他需要自我调整，我也希望能给他一个机会让他自己做到，我不去评价、强迫或者安抚他。

另一个提示：当我在角落画画的时候，我会故意侧面对着他。让我解释为什么这样做。我发现很多孩子，包括詹姆斯，当他们情绪失控或者哭闹不止的时候，如果你面对他们坐着或者站着，他们会感觉你的注意力集中在他们身上，然后他们就会变得更加焦躁。另一方面，你又不想背对着他们坐着，因为那样你会看不到他们。

所以我会面对画坐着（整个过程最艰难的部分应该就是我那让人悲伤的绘画技巧），然后每隔一段时间就快速瞥一眼詹姆斯，看他在做什么。

在我告诉你发生了什么之前，请让我先说明一个情况。我曾经看到詹姆斯见到某个人走进他的游戏室时，往往会哭个 45 分钟到 1 个小时。

在我带他的第一个月，詹姆斯每次看到我走进房间，就会倒在地上哭闹。我从来没有遇到过哪个孩子在我进门就哭闹超过两次的，所以我心里清楚地认定，詹姆斯这么做肯定是有他自己的原因（比如，因为我是个男的），而不是故意针对我。

然而，尽管詹姆斯在第一个月这样做了，但是你知道他在我进门后会哭闹多久吗？顶多 4 分钟。有的时候是两分钟。而我们整个活动时间要持续 90 分钟到 3 个小时。

几分钟后，詹姆斯就会停止哭闹，走近我，不自觉地和我玩耍（摔跤、拉手、向我问东问西、倒在我的大腿上嬉闹）。

这个时候，我会立即回应，然后这个状态就会在剩下的活动时间持续。

第一个月过后，看到我进门时，詹姆斯再也没有哭过。

连贯的重要性

这些方法只有在连贯的时候才能起作用，不会是孩子的聪明才智或者孩子要得到他们想要的东西的动机使之起作用。

对于那些认为已经实施了这个策略而没有奏效的人来说，我给你们讲个故事。

哈桑的故事

我们在启动课程中遇到一位母亲，她的儿子哈桑很爱发脾气。这个小家伙爱吃曲奇（很好理解）。他妈妈经常给他曲奇（这个问题因为有其他原因，我将在第16章再讨论）。然而总会有些时候，比如说睡觉前，哈桑的妈妈不想给他曲奇。

正如她在课堂上向我们描述的那样，当她拒绝给哈桑曲奇饼干时，他就会尖叫、哭闹等。当我们介绍以上的原则，她就会马上打断："是的，我知道，但是这个对我的儿子来说就是行不通。"

我们听到过很多很多次这样的说辞，所以我们请她带我们准确地回顾一下上次发生这种情形时的状况。

她回忆起那是她来美国自闭症治疗中心参加启动项目的前一天晚上，她给哈桑准备好睡觉了，然后哈桑说："我要曲奇。"（这个句子说得挺熟练。）

"那你怎么做的呢？"老师问。

"我跟你说，"哈桑的妈妈讲，"我告诉他对不起，睡觉前不能再吃饼干了。"

"好吧，"老师回答，"那么哈桑之后是怎么做的？"

哈桑的妈妈把手伸向空中，"呃，他就是像以往一样，开始哭闹，并不停地说：'我要曲奇。'"

"那好，"老师继续问，"然后你是怎么做的？"

"我告诉他想哭就哭，但是睡觉前就是不能吃曲奇了，"哈桑的妈妈说话的语气仿佛是在陈述人类最显而易见的真理。

老师又接着问："你告诉哈桑这些后，他是怎么做的？"

"哦，他就是非常想要，他在地上打滚、踢毯子，还不停地大喊'我要曲奇！'"哈桑的妈妈说着，看起来很恼火。

"那你这时是怎么做的？"老师再次问。

"嗯，当然，他会这样不停地闹一整晚，但是我怎么也得让他睡觉，所以，你懂的，最终，经过很长时间的对峙，实在是没有其他办法了，我只好……"最后几个字她低着头喃喃嘟囔，老师没能听清楚。

"最后一点我没听清楚，"老师温和地问，"你说你只好怎样？"

"给……他……曲……奇……"哈桑的妈妈犹犹豫豫地说，看上去很沮丧。

这里请允许我插嘴说两句。我并不赞成通过在情绪失控中妥协来向孩子表示你能听懂瑞典语。然而，我更不推荐坚持、坚持、坚持，一个小时后又妥协。为什么？因为这样做你就是在向孩子传达这样的信息：如果你在睡前想吃曲奇，你要说瑞典语（发脾气）一个小时，然后你就能得到了。

回到我们的故事中，老师向哈桑的妈妈解释了到底要做什么，然后她回家也真正做到了，并且保证家里其他人也做到了，她再也没有犹豫不决。当哈桑情绪失控的时候，她表现得从容、平淡且"迷惑"（当然，再也没有睡前给过饼干），当儿子友好交流的时候，她就迅速而激动起来。

她回去几周后，告诉我们她被震惊了。开始的几天，哈桑尖叫、哭闹，甚至比以前更加爱发脾气了。但是此后，哈桑的妈妈说就像有人按下了开关，哈桑的情绪失控从一天几次减少到一周一次。哈桑也因为看到语言的力量而更加热爱交流。

哈桑的妈妈告诉我们，她已经更加快乐和平静了，但是让她最激动的是看到儿子也更加快乐和平静。

与此相关的最后一点。有时我们会听到父母发誓说他们从来没有给孩子曲奇饼干，但是孩子的情绪失控始终不见减退。对此，我的回应将要再次引用我的姐姐布莱恩的话："那么有其他人给了你孩子曲奇饼干。"

如果你百分之百确定你从未妥协，也从未"听懂瑞典语"，那么唯一的可能就是在孩子的生活中另外有人回应了他的哭闹、打人等行为。除此之外，孩子再没有理由继续发脾气。你的孩子很聪明，他或者她没有理由会日复一日继续使用一种无效的交流方式。这就是不可能的。

不打人 VS 要有礼

不要想着香蕉。无论你做什么，就是不要去想一根成熟的黄色香蕉。你会怎么做？如果你像世界上其他人一样，你就会偏偏想着香蕉。然后你可能会试着想想一张报纸或者一块布料或者就是黑色覆盖着香蕉。

这说明了什么？说明了人类思想非常重要的特性：不能别想着什么。如果我告诉你别想着香蕉，这是做不到的。唯一可能做到的就是想着其他东西来代替，比如橘子。

我们很多人都会对孩子说："不要打人""不要捏"或者"抓妹妹是不对的"。对大部分人来说，这样说是极为自然的。

问题是，当我们说"不要打人"的时候，我们的孩子听到的是"打"。当我们说"不要捏"的时候，我们的孩子听到的是"捏"。我们不经意间把我们不想要的事情放大了。我们把孩子的注意力集中到了我们不想让他们做的事情上。

不要制止他们，而要把孩子的注意力集中到有礼上。我们曾几何时为孩子有礼的行为欢呼跳跃？我们可以给孩子示范什么是有礼的行为（轻轻地摸手或肩膀）。更好的是，无论何时孩子做了有礼的事（碰一碰你的胳膊、牵你的手），我们就要好好庆祝一番，祝贺、喝彩、拍手。有时，一个孩子彬彬有礼地碰一下我的胳膊，我会绕着房间边跑边喊："哦，你温和的时候让人感觉好极了！"

大部分情况下，我们的孩子看到我们在他们打人、捏或者咬人的时候才会反应强烈，而他们表现得温文尔雅的时候我们却没什么反应。我们要戏剧性地翻转局面！

记住：我们的孩子可以想象得到温和有礼，但是想象不到不打人。不要想着我们自己的想法：我要让孩子不再打人；我们要集中注意力鼓励孩子变得温和。

活动时间！

这里你需要做的就是填表，列出所有你要少回应的行为和情境，同时也要列出你要多回应的所有行为和情境。表13将作为你前进路上的指南。

表 13

要少回应	要多回应

在线资源

想要更深入了解本章的方法和技术，请搜索关键词"autismbreakthrough"，进入相关网址 chapter14。放松地享受吧！

出发点

这个出发点分为两个部分。

第一部分

下次你的孩子打人、哭闹或者情绪失控的时候，请集中精力放松你自己。做几个深呼吸，提醒你自己：无论他做什么，都与你这个父母做得怎么样无关。他只是在试图交流，没有什么大不了的。

除非你放松下来，否则不要轻举妄动（除非有什么危险事情发生）。你先完全放松，对孩子说："我爱你并且想帮助你，但是我不知道你想要什么。"然后请他用语言表达他的愿望。如果你的孩子没有语言，引导他指出来他想要什么。

如果孩子说话了或者指示了（没有尖叫或者打人），请热情地祝贺他并且尽你所能帮他得到想要的东西。

第二部分

回顾全天活动，找出孩子做得有礼且交流顺畅的事情进行庆祝。任何情况下都可以这样做，并不一定要在他打人或者哭闹之后。发现孩子表现温和及交流清楚的时刻，满腔热情地祝贺他。

Chapter 15

阿斯伯格综合征：适用
Son-Rise Program 方法

在美国自闭症治疗中心，我们像一个大家庭，有阿斯伯格综合征和诊断为"高功能"障碍的孩子及成人。Son-Rise Program 的所有方法对他们都同样适用，对于有的个案还更有效。在本章，我们将讨论如何把这些方法运用到你格外复杂的孩子身上。

我强烈建议在阅读下面每一小节前，快速扫一遍前面相应的章节。比如，你在阅读下面"参与"这一小节之前，如果能回顾一下第2章，就会很有帮助。那样的话，下面列出的建议会更好理解，也更易于运用。

参　与

阿斯伯格综合征的孩子和成人在我们所认为的刻板行为和应该加入的活动中都有一些不同。

阿斯伯格综合征的人通常不会陷入传统的刻板行为，比如扇动手掌、旋转、把纸撕成条状，等等。通常他们会不停地谈论某个话题（或者一系列话题），或者以高度集中和严肃紧张的方式从事他们的兴趣爱好。这是两种被视为刻板行为的主要行为类型。如果你的孩子有其中一项，你要仿佛没有明天一样地加入他们。

同时，加入这些行为的方式会看起来不同于加入比较简单的行为。早前我们讲过不熟悉加入概念的人会犯的错误，比如加入扇动手掌的行为，就是复制、模仿、镜像呈现等。加入阿斯伯格综合征者的行为时，你不会犯模仿的错误。对于更复杂的刻板行为，你可以根据孩子的兴趣成为一个积极的参与者。

让我们假设你的孩子喜爱火车。他谈论着火车，阅读火车的故事书，可以说出过去几百年生产出的各种火车。通常会发生的就是，某些时候，人们会清楚明白地表示他们已经谈够了火车的相关话题，想要聊点别的 。父母（或者教师）会跟孩子说，"不是谈论这些的时候""山姆现在不想听这些""亲爱的，我们今天关于火车的话题谈论得够多的啦"，或者"不如你跟我们聊聊昨天你和爸爸一起做了了什么吧"。

试图转移孩子自己选择的话题，往往最终适得其反，通常导致他们更加执着于这些话题，而没有减弱。

另一方面，当应对火车对话或者其他类似的复杂刻板行为时，不要简单复制孩子的行为（重复他说的话，做他做的动作等），而要成为一个不可思议的学生。

如果孩子喜欢谈论（阅读或者建造等）火车，你的工作就是成为一个火车迷！如果他要给你看一幅火车图片，请带着极大的热情看。当他谈论火车的时候，请你认真听。如果他问了一个关于火车的问题，你就要回答他。

尽你所能地回答他，基于你已有的知识。如果这是你第 12 次被问到同一个问题，很好！这就意味着你很可能知道答案，那就回答吧，哪怕你的答案跟前 11 次都一样。

你自己抽空阅读一些关于火车的书籍，当孩子下次再提起这个话题时，你可以贡献你新学的火车知识（当然是在孩子允许你这么做的时候）。

我只是用火车举个简单例子。可以根据孩子的实际情况做很多改变。如果你的孩子喜欢制作飞机模型，那就和他一起玩吧。如果他不想让你弄乱他的模型，那就在旁边自己制作另一个模型。

有很多种方式进行这种参与活动。我带过一个男孩，他喜爱邮局。他把信封和包裹摞在一起让我盖邮戳。所以我就这样参与他的活动，他整理包裹，然后我称重盖戳。

这里的关键就是先找到刻板行为（在谈话或者爱好的主题中，某个强化的、一成不变的兴趣），然后尽你所能参与这个活动（哪怕只是认真听）。

动　机

对阿斯伯格综合征的孩子或者成人采用动机的方法，你真的不需要改变什么。就像对自闭症谱系障碍的孩子一样，你只需要观察孩子并且记录下来孩子的兴趣和动机。在很多案例中，因为孩子会经常谈论他感兴趣的事物，他的兴趣就非常明显。比如：

- 飞机。
- 他最喜欢的电影里面的角色。
- 建筑。
- 某个国家。
- 致使人们死亡的某些疾病。

你要以一个围绕某个动机开展的游戏或者活动（或者谈话）开始，比如：

- 谈论飞机的话题，或者阅读有关飞机的读物，等等。
- 假装你是孩子最喜欢的电影里面的角色。
- 建造城市最高的建筑模型。
- 假装到孩子最爱的国家旅游。
- 列出疾病，讨论它们之间的区别，等等。

一旦你们的游戏、活动或者谈话开始进行了，你就可以引入挑战性或者教育性目标。当然，你选择的这些目标和挑战应该是非常巧妙的。比如：

- 集中讨论你俩喜欢做的事情。
- 设立一个目标，15 分钟的时间里完全灵活变通，这里你激发孩子按照你的意愿去玩一个游戏或者展开一段谈话。
- 致力于让孩子问你问题，作为对旁人产生兴趣的练习。
- 要求孩子教你某个事物，鼓励他确保你完全理解。
- 交换话题，你们先花 10 分钟讨论孩子感兴趣的话题，然后谈论你感兴趣的。
- 和孩子谈论你喜欢的话题，比如宇宙飞船，然后联系到社交话题，比如如果你在另一个星球遇到一个外星人，你怎么介绍自己，你会怎么提问，等等。你甚至可以角色扮演，你当外星人，或者列一份清单，解释孩子想让外星人了解的关于他和地球的一切。
- 如果你的孩子喜爱火车，你们可以谈论不同类型的火车。你可以谈着谈着把话题变为你想带谁一起坐火车，你们想坐火车去哪里，等等。你甚至可以更深入地开展一项活动，他可以通过和朋友们（这里的朋友可以是和他一起工作的人）交流，知道每个人想要去哪里以及为什么，然后列一张清单，写明每个人想去哪里，乘坐哪一列火车。随后，你们甚至可以和孩子的一些朋友实地参观火车博物馆，而此行你的孩子的任务就是向他的朋友们解说火车，并且解答朋友们提出的问题。

阅读下面的故事，体会动机方法在阿斯伯格综合征孩子和成人身上的力量。

桑德拉的故事

桑德拉是一个 15 岁的阿斯伯格综合征的少女。她的语言和学习能力和你我差不多，但是她在最简单的社交方面有严重困难。她的父母来参加了启动项目，一来就解释道，不管女儿在其他领域有多好的能力，她就是看起来无法进行基本的日常对话。

桑德拉父母的一个主要目标就是让她能够和谈话的对象讨论周末想干什么。对这对父母来说，他们为了这个目标努力奋斗了这么久，但是，这个目标看起来就像在千里之外。

在启动课程中，我们有专门的环节用以帮助阿斯伯格综合征和"高功能"孩子的父母。有一次，桑德拉的父母带来了他们为达到康复目标所遭遇的困难。

自然，我们首先向他们解释了动机方法，然后我们问桑德拉都有什么兴趣。他们马上同时说了一个相同的答案：桑德拉喜爱脱口秀节目。但并不是所有的脱口秀，桑德拉最爱《杰瑞·斯布林格（Jerry Springer）秀》。她不是简单地看这个秀，而是化身为了杰瑞·斯布林格。

桑德拉会走到家附近的街上，举着一根短木棍或者一根勺子（她用来当"麦克风"）随机采访路人，问他们诸如此类的问题："所以，鲍勃（Bob），你为什么和你妻子的妹妹上床？"

桑德拉谨慎的父母受到了极大的惊吓。他们觉得这个行为非常不合适并且极其让人尴尬，所以努力采取充分的训练试图消除这个行为。

不出所料，他们越努力打击杰瑞·斯布林格，桑德拉对于杰瑞·斯布林格的痴迷就越固执并越有控制欲。桑德拉的父母来到美国自闭症治疗中心参加启动项目的时候，状况已经升级到桑德拉只按照自己的步骤和规则开展谈话。只有她才能提问题，其他人不能（因为当然只有杰瑞问问题，他不回答问题！）。更夸张的是，所有的谈话必须遵循《杰瑞·斯布林格秀》的流程，其他人就负责提供特定类型的答案，并讨论指定类型的话题。

我们向桑德拉的父母解释杰瑞·斯布林格并不是问题，而是解决方法。不，不，他们坚持，相信我们——杰瑞·斯布林格就是个问题！我们很能理解为什么他们会这样认为，但是我们继而说明了杰瑞·斯布林格不一定是桑德拉康复之路的绊脚石，相反，他可能是桑德拉的出路！我们继续说，毕竟你们也已经说了，你们觉得现在的处理方式对桑德拉来说不起作用。

他们点点头，表现出听下去的兴趣。

我们帮助他们设计了一个简单的活动，他们回家后可以和桑德拉一起玩。确实，他们结束启动项目课程回到家后的第一天，就跟孩子开展了这个活动。

他们在桑德拉的房间中央安装了一个真正的麦克风（桑德拉以前从来没有过！）。然后他们又靠墙放了四把椅子，分别给爸爸、妈妈、阿姨和一位朋友坐。（这当然也是杰瑞·斯布林格的风格。）

当桑德拉走进门的时候，她欣喜若狂。这个孩子平时几乎没有什么情绪起伏，表情也很平淡，但是这时她看起来格外激动！她迫不及待地抓起麦克风开始连珠炮似的向他们提杰瑞·斯布林格式的问题。这次，无论谁被问到多么无厘头的问题，他们都充满热情地进行了回答。

随着这个"脱口秀"的继续，桑德拉的父母开始注意到桑德拉的状态有所改变。她看起来不仅仅是更高兴，而且更加放松、不那么紧张、不那么有控制欲，并且更加灵活变通。桑德拉的父亲决定是时候做个实验了。于是，他向桑德拉提了一个问题。（别忘了，之前桑德拉是不允许提问题的，并且提问也不会得到任何回答。）让所有人惊讶的是，桑德拉毫不犹豫地回答了父亲的问题。她的父母互相看了一眼对方，尽量克制住自己的震惊。几分钟后，桑德拉的母亲也尝试着提了一个问题，桑德拉也回答了。这真是一个突破！

随着他们进一步开展活动，桑德拉的父母发现，他们可以不断刷新极限。他们得以慢慢地改变对话的方向。一个半小时后，他们5个人（4个大人和桑德拉）围着圈坐在一起讨论周末要干什么及其理由。这正是桑德拉的父母对启动项目课程提出的要求啊！

社 交

正如我们讨论过的，Son-Rise Program 发展模式适应所有的 5 个阶段，从严重的自闭症到能顺利社交的普通人，所以也当然包括阿斯伯格综合征的小孩及成人。比如，有的阿斯伯格综合征者处在第 2 阶段基础 1 层，目光对视和非语言交流；第 5 阶段基础 2 层，语言交流；第 4 阶段基础 3 层，互动注意广度；第 3 阶段基础 4 层，变通性。

你要从孩子现在的起点开始构建目标。社会目标优先（而不是学习目标优先）是非常关键的。很多阿斯伯格综合征者在科目学习上很厉害，至少在他们喜欢的科目学习上很厉害。我不是建议把他们喜欢的东西拿开，或者是阻止他们做喜欢的事情。我是说，当你和孩子在一起的时候，要关注他们的社交方面。记住：如果阿斯伯格综合征的孩子是"高功能"障碍，拖后腿的就是社交方面的不足。

当然，你的方法要和孩子的心智和成熟程度相匹配。以目光对视为例，你可以说："嘿，小伙子，你说话的时候可以看着我吗？"然后如果他看了，你可以简单说："谢谢你，"或者是"挺棒。这能帮助我听懂你说什么。"（对年纪更小的、不那么成熟的孩子则不同，你可以跳起来大喊："哎哟，做得真不错哟！"）

眼神接触和非语言交流通常是阿斯伯格综合征者的不足之处，所以很有必要保持关注，哪怕他们在其他领域都非常优秀。很多交流都是无声的，这就意味着，无论他们的语言能力多么强，都会错过交流中的一些只可意会不可言传的部分，除非你让他们多多训练。

你可能会以为你的孩子处于语言交流的第 5 阶段，因为他有丰富的词汇量和完美的句子结构。但是你的孩子在社交交谈方面有困难，比如关于其他人是怎么想的，他感受如何，你的感受如何，如何开玩笑，等等。这就是为什么你要在和他交流的过程中，一直注意和训练（用好玩的方式）这方面能力的原因。运用动机方法，你可以从孩子喜爱的话题开始，然后随着他放松和投入进来，你可以把话题引到更加社会化的主题上去，就像我们讨论过的那样。另一个简单的语言策略就是，与其总是向孩子问问题，不如有的时候只是作一个简单的陈述，看他怎么回应，比如："今天我和凯莉玩得可开心了！"或者"我喜欢朋友们过来和我玩！"

在互动注意广度方面，你仍然要长期鼓励孩子专注于互动的、人际间的活动（而不是电子游戏！）。第8章讨论的策略对于各个发展阶段都起作用。

对阿斯伯格综合征者来说，灵活变通性通常都是一个大问题。在玩游戏或者谈话的时候，这里有一些例子，你可以在说话的时候参考：

- "哇，制作火车模型的步骤你说得太快了！我从来没有做过这个，你可以说慢一点、清楚一点，让我明白怎么做吗？"

- "哦，用你的方法玩游戏真有趣！现在，让我们再玩一次，这次用我的方法吧！"

- "我知道你喜欢从第七大道去公园，谢谢你告诉我。那么怎么从另一条路去公园呢？"

同样，无论孩子的语言成熟度如何，使用灵活变通策略都是很有帮助的。第9章介绍的"装傻""故意做错"和"角色扮演"策略都很有用。

德沙恩的故事

德沙恩的妈妈不能理解的事是，为什么她的儿子哪怕知道答案，也总要不停地问她同样的问题。比如德沙恩会问："什么时候吃午饭？"妈妈回答："十二点半！"并且纳闷，他其实已经知道了，为什么还要问呢？紧接着，德沙恩还要再问一次，妈妈再回答一次，然后他再问一次，妈妈又回答一次。如此往复多次后，德沙恩的妈妈已经到达崩溃的边缘，她朝着儿子咆哮着，叫他不要再问，或者干脆无视他。

德沙恩的妈妈来到美国自闭症治疗中心参与启动课程的时候，她在问答环节提出了这个问题。这个环节是特别为阿斯伯格综合征和"高功能"障碍儿童的父母准备的。当她重现这些场景以及她的反应时，许多家长点头表示赞同和理解。

我们解释道，首先德沙恩（以及其他这样做的孩子和成人）并不是故意要让妈妈为难或者是生厌。其实，他这样做反而提供了一个绝佳的锻炼变通性的机会，只是要以一种对他来说有帮助并且对他的母亲来说有意思的方式来开展。

我们告诉她可以使用装傻和故意做错的策略（当然我们也解释道，这种方式仅仅在她自己感觉放松和做得到呆萌的时候有用，在紧张和反感的时候并不起作用。其他父母再次点头，这次他们的脸上都带着一点内疚的笑容。）我们特别详细地说明了如何实施。

那一周结束的时候，德沙恩的妈妈激动地回到家里去使用新学到的 Son-Rise Program 技术。当她的儿子问她什么时候吃午餐，她非常欢快地回答了儿子。当儿子再次问她，她就开始装傻。

"午餐在 12:32:14 开始。"她带着微笑说，儿子惊讶地望着她并且再次问她。

"午餐在三只小猪时刻开始。"她用手捂着嘴巴说，并且傻傻地看着儿子。德沙恩注视着她，然后再次问她。

"午餐在凌晨四点开始。哦，不！我们必须在睡觉的时候吃午餐。"她看着儿子，双手向上做出很夸张的动作。德沙恩眨着眼睛，然后笑了。

"我们不能那样做。"他说。

然后德沙恩和他的妈妈就讨论了人们能不能在睡梦中吃午餐以及为什么人们要在白天吃午餐的话题。

此后，德沙恩再也没有问过午餐的问题了。

给予控制权

许多阿斯伯格综合征者看起来都非常有控制欲。这通常是因为阿斯伯格综合征者看起来都非常能说并且显得成熟，我们就假定他们应该知道不能总是用自己的方式行事。但是这不是懂不懂的问题，而是如何控制他们所感知到的环境的问题。

我并不是在建议你让你那 16 岁大的阿斯伯格综合征的孩子当家里（或学校）的大老板，只是实际上，有很多方面你可以比现在更多地给予控制权。并且你们家里总是会有不必要的控制权斗争。

所以请退一步，然后真诚地回顾一下孩子每天的日常。哪里可以给予更多的控制权？他睡在地板上而不是床上，这很重要吗？如果他想要穿不搭配的衣服，有关系吗？如果他更喜欢用茶匙喝汤，有什么大不了的吗？汽车前排有位子的时候他还是想要坐到后排，有什么要紧的吗？他喜欢站着做某件事可以吗？（最近我为一个非常贴心的母亲做了一次咨询，她请我帮助她的儿子换专业，她儿子在大学里面学习的生物某分支专业被他的母亲认为"职业成长度低"。我给予的建议就是让我们首先关注他在交朋友和与人交往方面遇到的困难吧。我想你们听到我的这个建议不会非常惊讶吧！）

还有，要问你自己：你如此全神贯注地妥协于人际间的衔接与互动的目标，这事多久发生一次？既然社交有的时候是阿斯伯格综合征者唯一落后的领域，那么人际交往的目标就应该比其他的目标和任务更加重要、更加优先。对阿斯伯格综合征的儿童和成人来说，没有什么比他们的发展更重要的了。

现在，我们可以来提一个看似独立但是又有关联的话题，这对我们的探讨是会有帮助的。我遇到过阿斯伯格综合征的成人，他们告诉我，他们极度渴望能够和别人有更多交流，并且与我们这个普通的世界建立更深入的联系。

然而我也遇到过很多阿斯伯格综合征者，他们很喜欢和尊重自己以及自己的处事方式，并且他们不愿意改变，也不喜欢别人来改变他们。我从来不主张违背他们的意愿去改变他们，就如我们一样，他们有权利去做自己，并且有权利得到尊重和爱。有困难并不等同于糟糕，实际上这经常意味着他们拥有普通人的群体中所缺失的天分和视角。

我真正欣赏 Son-Rise Program 的地方在于，我们所讨论的方法是双赢的，无论阿斯伯格综合征者如何给自己定位都是如此。对于那些想要克服困难并且与他人建立起更多联系的人来说，使用这些方法和策略可以真正帮到他们；对于那些不愿意做任何改变的人来说，使用这些方法，是对他们表示尊重和与他们建立最亲密、最有意义的关系的最好方式。（对于那些对神经正常持怀疑态度的阿斯伯格综合征者来说，经历一场别人对他不否认、不强迫，并且不说他有什么问题的相处，会给他提供一个关键的转折点。）

帮助你的孩子成为一个乐于尝试的人

请祝贺孩子的成就、庆祝他们的努力，并且使用三要素：精力旺盛、激动和热情，把这些都应用到孩子身上。我们曾经带过阿斯伯格综合征的孩子，他们真的很喜欢我们的洪亮嗓音、饱满精神和无限活力。

我们也同样带过那些不喜欢我们跳起来为之欢呼的孩子。没问题，在这种情况下，我们就调整我们的反应，来引起他们的共鸣。比如我会竖起大拇指平静地说："伙计，你真厉害，真是太棒了。"或者我会轻声地说："干得不错。"说的时候表情非常有感染力。我还会从椅子上跌倒并且解释道他刚才做得实在是太棒了，以至于我激动得都保持不了平衡了。

你可以做多种回应，甚至可以问孩子他更想要哪种方式。并不是说只有一种正确的方式，请努力做到能让孩子在最大程度上接受。最重要的是，你要在自己的内心深处培养起一种对于孩子的激动和感激之心。

Son-Rise Program 的 ABC 模式

你将要给阿斯伯格综合征的孩子沿用 ABC 模式，但是他们的红灯有点不同（绿灯是一样的）。

以下是阿斯伯格综合征孩子的红灯列表：

· 我的孩子的目光接触迅速减少。

· 我的孩子做的事看起来很正常，但是他不让我参与他的活动。

· 我的孩子看起来很刻板和有控制欲，表现在他所做的事情、谈论的话题、房间的布置、每天的日程上（或者早上、中午、晚上的日程，等等）。

· 我的孩子对我的谈话有回应，但是反应很刻板或者重复。

· 我的孩子总是说不。

· 我的孩子总是刻板重复地谈论他喜欢的话题，还不能容忍对谈话有所调整。

如你所见，不像那些语言能力更弱的孩子，红灯包括明显的重复动作（拍球、重复同一词语、搭积木、将物品排成一排、扇动手掌，等等），阿斯伯格综合征者有着更多不易察觉的红灯。你要格外关注这些刻板的行为。

最优化孩子的环境

如果你的孩子是一个 16 岁大的阿斯伯格综合征者，你要调整专注室的环境。（我不会叫它游戏室，就叫"专注室"吧。）你当然希望房间里面有更多更显得成熟的物品。锁上房门可能不太现实，除非你事先征求孩子的意见。（这实际上是做得到的，我们曾这么做过。）

　　我还是会把电子产品拿出房间，哪怕只是当你们两在房间活动的时候拿走，也是应该的。仍然要保持房间没有干扰以及没有控制权的争夺。把所有的玩具放在架子上不是那么必要（因为你们不是用这样的方式训练语言，所以没关系）。

　　简而言之，尝试着努力保留专注室的特点。你甚至可以毫无顾忌地向孩子解释你在做什么。（比如，"在接下来的几个小时里，我们一起活动，我将理清一些物品，这样的话，我们就都可以专注起来，不被打扰，你愿意帮助我吗？"）

处理情绪失控和其他挑战行为

　　有的阿斯伯格综合征者发脾气的方式很老套（就像普通孩子那样），但是有的孩子发脾气的时候不是拳打、脚踢、尖叫，而是看起来真的非常生气、咒骂别人、握紧拳头、直呼父母的名字、说"我恨你"，或者找到其他一说出来就让父母勃然大怒的话。

　　无论哪种情况，都要牢牢把握前面几章介绍的方法原则，放松、保持舒适的状态，不要认为孩子的行为是针对你的，问自己："我怎么样才可以帮助孩子更有效地交流？"而不是："我怎样才能制止他这个行为？"

　　无论成熟与否，孩子总是在尽其所能表达他们想要的。

　　这里和前面唯一的区别就是，你可以更成熟地作出回答，无论是对情绪失控（就如我们比喻中的"瑞典语"）还是贴心的交流行为（比喻中的"英语"）。

　　比如，回应"我恨你！"你可以说："没关系，我爱你。但是你这样说并不能让我理解你，对此我不做回应。如果你友好地问我，

我倒是乐意帮你拿到你想要的。"或者，如果你不能给孩子想要的
东西，就给出一个选择："我们现在不能这样做，但是待会儿也许
可以。而且，你知道吗，如果你好好说，我们可以做另外一个活动。"

　　你也可以教给孩子应对机制，让他们面对挑战的时候能够从容
应对。最好的方法就是提供一个视角，比如，如果他说："我非常
生气！"你可以说："生气没关系，但是没有得到你想要的东西也没
关系，你可以找找其他让你激动的东西。"或者"如果我没有得到
我想要的东西，我不会觉得有什么大不了的，我会去找其他好玩的
东西。"

　　如果你觉得孩子正在经历着感知超载，你可以说，"如果你觉
得有点超出承受范围了，你不必生气或者抗拒，你可以说'我受不了'
然后离开房间"，或者"如果你觉得好笑，试着双手合十用力互推
10分钟，试试吧！"（然后，你们可以一起做。）

　　当孩子好好交流的时候，最要紧的就是感谢他，（以他认为"很
酷"的方式）祝贺他，并且马上帮他得到想要的东西。（再次说明，
如果这样做无法实现，就要给他一个替代选择，并且明确表示你愿
意竭尽全力去帮助他）。

　　记住：孩子提高声调、面容焦虑、情绪失控等都没关系，他会
好起来的。你的工作就是帮助他找到一个不同的应对和交流的方法。

　　夏洛特的儿子詹姆斯没有阿斯伯格综合征，但是夏洛特教给他
的一点，既有用又可爱，就是对自己说些安慰的话。所以现在当詹
姆斯焦虑的时候，他会说："没关系"或者"没什么大不了的"。
大声说出这些话可以帮助他放松和调整自己。

在线资源

若要更深入地了解本章的方法和技术，请搜索关键词
"autismbreakthrough"，进入相关网址 chapter15。祝你愉快！

出发点

成为孩子的世界中某一方面的学生，并且加入他的活动。如果
孩子喜爱老式汽车，就去阅读关于老式汽车的书籍，并且和他谈论
这个话题。如果孩子喜欢讲述太空旅行，就请充满热情地聆听他谈
论这个话题。如果孩子喜爱海洋生物，就找些海洋生物的海报并挂
起来，问孩子最喜欢的是哪些。这样做不但增加你对孩子世界的认知，
并且他也会发现跟你沟通起来更容易，并且变得更加灵活变通！

Chapter 16

康复模式：解释自闭症的生物学，特别是饮食

免责声明

我要清楚地说明：本章中没有介绍作为医学建议的信息。本章并未试图预防、诊断、治疗或者治愈任何疾病。我既不是生活中的医生，也未在任何电视剧中扮演过医生。

我曾在许多自闭症会议上做过演讲，也和自闭症医生交流过，听说过他们的言论，看到很多孩子对各种生物学导向的干预方法产生回应。事实上，很多家庭在参与 Son-Rise Program 的同时，也在开展生物医学和生物学的干预治疗。

自闭症：生物医学的结合

我们都知道自闭症是神经系统的疾病，但是它又不仅仅是神经系统的疾病。

我们许多孩子都面临免疫学和消化系统的问题，这些与他们的社交、人际关系、感官、行为和学习困难息息相关。在一个全国性的自闭症会议中，我不停地听到有医生讨论自闭症的生物学基础，特别是有多少自闭症谱系障碍的孩子在消化、排泄、与致病菌抗争方面有困难，并且他们在很多其他生理过程中有困难。

你们有的已经意识到了这点，但是更多的人可能是第一次得到这个信息。如果这是你第一次（或者第二次）听说这个，你会认为你的孩子没有这些问题。你会认为你的孩子没有食物过敏，没有经常生病，看起来没有什么生理疾病，这些情况也许属实。

同时，因为自闭症谱系障碍，我们孩子的行为和明显问题占据了我们太多注意力，以至于我们很难发觉很多不那么明显的困难。如果你已经从专门关注孩子行为（就是你孩子的症状）的医生或者别人那里听说了反应的问题，就尤为可信。

很有必要理解的是，孩子的内在生理问题会影响他们的行为，有可能是很大一部分行为。孩子的生理问题和他们的自闭症有着直接或间接的关系。

直接关系就是孩子体内的化学反应损害和干扰了孩子大脑的发育。（稍后我将给你举例说明大麦和奶制品中的蛋白质会对有的孩子产生影响。）

间接的关系是生理问题会让孩子腹痛、头痛、无精打采等。想想严重的头痛是如何影响你的工作、交谈和互动的。再想象一下，比如剧烈腹痛会如何影响孩子听、看和学习新事物。

所以你可以看出，为什么检查孩子的生理状况是多么重要，如果你还没有这样做的话，真的该行动起来。

本章结尾时会变得清晰的一点是，Son-Rise Program 的方法和生物学干预（自闭症群体常称之为生物医学干预方法或者治疗方法）互相影响。Son-Rise Program 的孩子如果好好配合生物医学治疗，常常会进步得更快。消除和减少孩子的生理障碍可以加速 Son-Rise Program 进程。

我能十分肯定的是，通过把孩子的模式从战—逃生存模式调整到康复模式，Son-Rise Program 的方法可以真正促进和加强他们的身体顺利回应生物医学干预治疗的能力。稍后会继续讲到这些内容。

选对医生

我强烈建议你去找专门治疗自闭症的医生，如果你还没有这么做的话。这样的医生可以做血样、尿样和其他检测，他们可以对孩子的生理状况做一个更全面的了解。他们可以就孩子的消化和免疫系统的问题作出解释。这些问题要从多方面进行考虑，但是也有可能只是简单的缺陷。

注意：我也接触过一些家长，他们看到孩子在理疗师、顺势疗法医生以及其他一些疗法医生的帮助下取得了进步。孩子的状况是非常复杂的，所以总是保持一颗开放的心是会有帮助的。

如果你要带孩子去看一个专门治自闭症的医生，非常重要的是选择的医生要有丰富的治疗自闭症的经验，并且知道他自己在说什么。让我震惊的是，我现在仍然会听到许多父母说，他们的儿科医生会做出这样的评论："改变孩子的饮食对于他们的自闭症没有任何效果。"（其他类似的陈述包括"孩子身上的疹子与自闭症没有关系"以及"孩子腹泻和便秘只是阶段性的，与自闭症没有关系"。）

试想：我们所食用的食物会影响我们的能量水平、对感染的敏感性、对特定肿瘤的倾向性、II 型糖尿病的发生、肠炎及腹腔疾病的症状、动脉状况以及患心脏病和中风的概率。食用让我们的身体反应过度（比如，身体对花生过敏）的食物会导致急性的、有时甚至是致命的生理反应。饮用少量的酒精会短时间内影响我们的大脑功能。这些事实都无可争议，我们都知道我们吃下去的食物会影响我们的生理情况。那么为什么要质疑饮食会影响自闭症儿童格外敏感的大脑和身体这个事实呢？

我不知道如何委婉礼貌地表达，所以恕我直言：任何说孩子吃的东西绝对不会影响他的自闭症的医生，都没有真正认识和理解自闭症。这样的情况下，他们没有基于知识给出建议，不但没有提供帮助，反而是有潜在危险的。

如果你的孩子长了水痘，你问我意见，我什么也不会说。为什么？因为我不懂如何治疗水痘。你的儿科医生可能很了解发烧、咽喉炎、百日咳以及上百种其他疾病，但是如果他或者她给你这样评论饮食的影响，你可以另觅良医了。有很多医生真正熟悉自闭症，我总是能遇见他们，在各种会议上有，在启动项目课程中也有。

夏洛特的儿子詹姆斯有很多影响到自闭症的生理状况。其中最严重的一个问题就是他对很多食物消化不良。当詹姆斯还很小的时候，夏洛特和她的前夫曾因为他两周没有排便而去看医生。詹姆斯不断地捂着肚子尖叫，而医生却说："他是故意忍住不拉的。"

这种回答体现出的医生对自闭症的生物学知识如此严重的缺失，是非常让人震惊的。（事实上，夏洛特彻底改变了詹姆斯的饮食后，他的排便就正常了，再也没有捂着肚子尖叫了，并且在其他很多方面有了改善。）我很同情有的家长，你们遇到了那些平淡地否认了你们亲眼所见事实的医生。相信我，如果你的医生真正了解自闭症，你就不会有这样的经历了。

在寻找治疗自闭症的医生时，需要关注的另一个重要方面是，这个医生从事自闭症治疗多久了。你不想让孩子成为小白鼠，哪怕医生的心意是最好的。我建议医生直接接触自闭症治疗的年限最少是五年。（记住，有的医生就去参加了个三天的研讨会，都能声称自己受过自闭症方面的训练。）

还要问问医生为什么要从事自闭症方面的工作。这个问题通常能够让你从全面的视角了解这个医生。因为近年来自闭症的发病概率急速增长，有的医生只是为了扩展业务而跟风。另一方面，一批优秀的医生人数也在不断增长，他们同时也是自闭症孩子的家长。他们开始关注自闭症的医学方面，是为了更好地帮助自己的孩子。我倾向于最为相信这一类医生，并且我经常发现，自闭症孩子的家长对待其他的家长也最为真诚。

医生清单

选择一个自闭症医生的时候，要选择一个支持你实施 Son-Rise Program 的医生。考虑到这点，我将列出 10 个问题，以供你选择医生的时候来作判断。

1）他们深刻而真诚地尊重你作为父母的角色和具备的知识吗？

2）他们能看到与孩子建立联系的价值，以及帮助孩子和他人交流的价值吗？（这不是医生的关注点也没关系，但是他们必须知道为什么这是很重要的。）

3）他们看起来对你的情绪状况感兴趣吗？

4）他们把你的问题视为要求而不是挑战吗？

5）他们对你的孩子温柔而放松吗？

6）他们重视孩子的情绪状态，而不是认为他仅仅需要治疗免疫系统和消化系统问题吗？

7）除了他们直接治疗的部分，他们重视孩子的其他方面吗？

8）除了他们自己提供的治疗方法，他们还重视其他的治疗方法（包括像 Son-Rise Program 这样的干预方法）吗？

9）他们能否认识到如何实施一个干预方法，与干预方法本身一样重要？

10）既然任何干预都必须执行才能起作用，那么他们是否检查你是如何延续他们的治疗计划的？

孩子饮食的重要性

孩子所吃的食物可能对他有巨大的影响。孩子的行为、互动程度、刻板行为的频率，以及自闭症，都可能或多或少受饮食的影响。就是说食物对大便、皮疹、睡眠、自身免疫力和认知加工都有影响。

本章将花费大部分篇幅来讨论饮食干预，基于两个原因。首先，从生物学上来说，这个方式最有可能让孩子取得即时发展。其次，饮食干预就像 Son-Rise Program 的其余部分一样，可以在家里开展。

很多自闭症谱系障碍的孩子对食物非常敏感。（这里我说的是"敏感"，而不是"过敏"，是因为这些问题在传统的过敏测试中体现不出来，其中的原因我将稍后解释。）

如果你能这样理解他所摄入的食物，那将对孩子很有帮助：**对孩子来说，食物要么是良药，要么是毒药。**

早在 1974 年，在自闭症和食物关系的现代理念出现之前，我的父母就为我实施了食物干预。这是我的父母超前当时几十年的又一例证，超过这么多，以至于我现在都没搞清楚他们到底超前多少年。

他们觉得我受了食物的影响，就试图换掉觉得对我有影响的食物。（事实上，为了让事情更简单，也为了促进每个家庭成员的健康，防止意外污染，他们从全家的食谱中去掉了可疑的食物。）

首先，他们去掉了奶制品。有趣的是，我孩童时期容易患慢性的、有的时候甚至威胁生命的耳朵感染。当我的父母停掉奶制品后，我的耳朵感染也减少了。

然后，他们又去掉了糖、人工色素和香精、红肉和加工的食物，只给我吃有机食物。（要知道那可是几十年前，那时的超市还没有有机食物区域。）

食物干预部分是父母帮助我的重要部分，它加速了我的Son-Rise Program进程，因为它排除了生物障碍，这样项目方法就能起作用了。是幸运还是不幸，要取决于你怎么看待，我现在可以完全常规进食了，是可能会引发糖尿病、中风、肿瘤、心脏病的标准美式饮食，但是对我没有副作用，生活难道不是很美好吗？

在美国自闭症治疗中心，以下是我们告诉父母首先排查的一批食物。

• 酪蛋白（一种存在于牛奶和奶制品中的复合蛋白质）。

• 谷蛋白（一种存在于大麦和其他谷物中的复合蛋白质，通常也添加在薯片这样的食物中，防止薯片黏在一起）。

• 咖啡因。

• 糖。

接下来，就让我们详细分析这四种食物。

谷蛋白和酪蛋白

我所说的生物学过程就是很多自闭症领域的医生描述过的，解释了为什么像吃小麦和乳制品这样普通的事情会影响脑功能和大脑发展。（为了简洁起见，我不会深入分析为什么这些食物会导致腹泻、便秘和其他非大脑性的副作用。）

有的自闭症谱系障碍的孩子缺失分解谷蛋白和酪蛋白中复合蛋白质分子的酶。最重要的是，这些孩子患有被医生称之为肠漏症的病症，这是因为小肠壁（大部分吸收发生的地方）太容易渗透了。

简单的理解方法就是，想象对有的孩子来说，他们的小肠壁有就像瑞士奶酪那样的洞洞。（小肠壁的重要作用就是防止未经消化或者部分消化的食物进入身体。）未经消化或者部分消化的谷蛋白和酪蛋白分子通过小肠壁的洞进入血液。

这些谷蛋白和酪蛋白肽类在体内循环并且经过血脑屏障，一旦流经大脑，它们就像鸦片一样，和接收吗啡和海洛因的相同接收器结合在一起。

所以基本上，对很多孩子来说，吸收谷蛋白和酪蛋白就像吸毒一样开心。更重要的是，开始不让孩子吃这些东西的时候，就像突然让瘾君子戒毒一样。最初他们是不会感激你的。他们对这些东西深深着迷。孩子在经历这个戒断的过程时，不仅很有可能会强烈渴望谷蛋白和酪蛋白，而且他们的身体会发生各种紧张反应。有的时间长达两周，可能的症状从腹泻、呕吐到情绪失控和晚上失眠。

然而，当这一切结束的时候，就雨过天晴了！我们听到过报告说，孩子不吃这些食物后，目光对视多了起来，睡眠正常了，使用了更多的语言，刻板行为更少，对于 Son-Rise Program 的训练方法都回应得更快了。

非常重要的是，如果你要断掉孩子饮食中的谷蛋白和酪蛋白，就要做到 100% 戒断，做到 99% 跟没做一样。

你在读这些内容的时候可能会想，我完全做不到，因为我的孩子吃的都是些烤芝士三明治和牛奶（或者其他小麦制品和乳制品）！如果是这样的话，我格外为你和你的孩子感到高兴！这是一个确定的信号，它证明谷蛋白和酪蛋白是孩子的一个大问题。自发地总是吃这么几种同样的食物，就是上瘾的表现。

为什么我为此而感到高兴？因为我们将会看到，对谷蛋白和酪蛋白如此上瘾的孩子，会在断掉这些饮食后产生最为明显的效果。

如果你对这样的改变感到恐慌和惊吓，请坚持住！我马上会告诉你怎么用 Son-Rise Program 的方法来改变孩子的饮食，根本没那么难，也不必感到恐慌。

咖啡因

当然，我们知道咖啡里面含有咖啡因。（脱咖啡因咖啡也一样，只是它里面的咖啡因少一点。）咖啡因同样存在于可乐和很多其他苏打饮料中。（从自闭症的角度来看，苏打饮料有百害而无一利。咖啡因就是其中一个坏处。）

记住，咖啡因在巧克力里面也有。这是咖啡因进入孩子饮食的一个主要路径。就像我之前说过的，我超级爱巧克力，所以我真心理解对巧克力的渴望。

问题是，咖啡因是一种神经刺激物。我们不想给我们孩子神经刺激物。

糖

糖是很难对付的，因为糖几乎无处不在。我现在就可以告诉你，你不可能把孩子饮食中的糖都去掉。幸运的是，这没关系。首先，我们的饮食中需要一点糖（尽管，理想的糖应该是以自然状态存在的，比如苹果中的糖）。其次，对很多孩子来说，糖问题的生物学机制与谷蛋白和酪蛋白问题完全不同。这意味着，尽管你需要把谷蛋白和酪蛋白的食用降低到零，以达到预期的效果，但是这个状况并不适用于糖。对糖来说，目标就是把摄入量尽可能地降到最低。

用自闭症医生的话来说，糖对孩子产生的问题有两种情况。第一种情况，有的自闭症谱系障碍的孩子会因为吸收了少量的糖而分泌大量的胰岛素，这会导致血糖水平暴跌，让孩子表现得无精打采、脾气易怒，并且对糖更加渴望。这样，孩子就会吃更多的糖，血糖猛增，然后又分泌大量胰岛素，导致另一轮的暴跌和渴望。结果就会形成不断的跷跷板式的血糖水平动荡，这样就会对孩子敏感的大脑和身体产生破坏。

根据自闭症领域医生的说法，第二种情况，最为有害的生理障碍就是，很多自闭症谱系障碍的孩子会因为糖而产生假丝酵母菌过度生长。这意味着有的孩子有着超出正常的酵母菌数量，这种真菌生活在肠道中。它会加剧我们前面提到的肠漏症症状，并产生"脑雾"，这对自闭症孩子来说，是尤其有因果关系的。

假丝酵母菌是靠什么生活的呢？你猜得不错，就是糖。

事实上，有证据证明我们的孩子很大一部分对糖的渴望来自酵母菌自身。因为缺乏糖它们就不能生存，所以它们会让身体对糖产生渴望。

　　有的医生为了抑制假丝酵母菌的过度增长，用了抗真菌的药物，但是我们的第一要务就是尽量减少糖的摄取，根据专家的建议，这样就会减少假丝酵母菌的数量。

　　如果一个孩子的假丝酵母菌水平很高，突然减少糖的摄取量，就会产生所谓的"突然死去／暴死"现象。这个说法用来描述很多假丝酵母菌同时死去。当这些真菌同时死去，人们认为它们分解出了毒素进入了人体。这就能够解释为什么有的孩子刚开始减少糖的摄取时，会有反胃、呕吐、头晕和持续低烧的症状。

　　我告诉你，凭个人经验来说，这些症状在我身上偶尔还会出现。我现在可以吃我想吃的东西，没事。但是当我突然激烈地减少糖的摄取量的时候（我想减重几磅），我就会有两天感到反胃、头晕、低烧、腺体肿大，并且腹泻。（我肯定这不是你们想了解的我！）确实是一个美妙的体验。然而，此后，我对糖的渴望程度就会下降，并且肿胀的状况也会减少。（提示：有的专家认为，持续的肿胀是假丝酵母菌过度生长的另一个症状。）

需要进行调查的饮食

　　自闭症的人有许多可以食用的食物，并且越来越多的种类在超市有卖。越来越多的书详细介绍了这些食物，所以这里我不会做综合全面的介绍，只是提供三个可以切入的点。

　　以下三种饮食是我个人的最爱。其排列方式是按照严格程度递增，并且建立在前一个的基础上。（这就意味着第二种饮食就自动排除了我在第一种里面提到的含有谷蛋白和酪蛋白的食物。）如果你打算实施无谷蛋白和无酪蛋白饮食，然而并没有起作用，即你从孩子身上并没有看到什么变化，这并不必然意味着饮食习惯对孩子来说不是一个问题。也可能是你没有去掉足够多的食物，没有找到罪魁祸首。这也是为什么很多父母升级到清单中的第二种饮食。

我不是要求你遵循这些饮食习惯，而是在建议你做些研究来调查饮食习惯。

1. 无谷蛋白无酪蛋白饮食（GFCF）

正如我们所讨论过的，无谷蛋白无酪蛋白饮食需要去掉所有含有谷蛋白和酪蛋白的食物，包括乳制品、小麦和一系列含有谷蛋白的食物。对于大部分家长来说，这是一个起点。这种饮食现在已经非常容易实现了，因为现在有很多种 GFCF 食物，几乎涵盖了所有类型（牛奶、酸奶、面包、意大利面、饼干等）。注意：这不是建议你简单地把乳制品换成豆制品。豆类极易过敏并且难以消化，有的医生和饮食专家认为豆类制品在人体内产生类似雌激素一样的作用。

2. 特殊碳水化合物饮食（SCD）

这种饮食是由西德尼·V. 哈斯（Sidney V. Haas）医生发明，并由伊莱恩·戈特沙尔（Elaine Gottschall）传播开的。这种特殊碳水化合物饮食是建立在这样一种预测上的：有的人在不完全消化某些复合碳水化合物和糖类时，会导致有害细菌在肠道内的增生，这样就会引起发炎和自身免疫系统的反应（免疫系统就会攻击身体的那个部分）。很多家长发现自己的孩子对 GFCF 饮食反响并不强烈，但是在实行这种饮食后有了巨大改善。这种方法有很多可以钻研的地方，其中很重要的一点就是去掉土豆、玉米和大米（在无谷蛋白和无酪蛋白的基础上）。如果你质疑这样的话还有什么可吃的，请研究一下这种饮食，你会吃惊的！（并且请记住，在很多文化中，人们千百年来就是不吃这些食物的。）还有一种饮食和特殊碳水化合物饮食类似，称为肠道和心理症状（GAPS）饮食，由娜塔莎·坎贝尔—麦克布莱德（Natasha Campbell-McBride）医生发明。

3. 身体生态饮食（BED）

这种饮食由营养师唐娜·盖茨（Donna Gates）发明，身体生态饮食和 SCD 有很多相同之处，但是它更加关注达到和维持肠道菌群的平衡，并重点集中在减少假丝酵母菌的增长。不仅仅是减少特定食物（糖、谷物等），这种饮食达成健康的方式还需通过补充缺失的肠道菌群，这些菌群来自添加"文化性的"食物，比如有发酵的蔬菜和嫩椰子的酸牛乳菌，这是一种发酵的饮料。这种饮食可以被看作最严格和最综合的一个层次。只有少数父母给孩子制定这种饮食模式（这很费事），但是很多父母在对比其他饮食后，报告用这种方式取得了显著的改善。

尽管看起来我们的饮食调整主要是去掉一些食物，但是增加一些食物种类也是可行的。坐到自闭症会议的会场，你将听到医生们讨论自闭症谱系障碍孩子身上的各种各样明显的缺陷。尽管所有的孩子都是不相同的，还是有一些问题值得探索。

消化酶

为了消化食物，我们的身体分泌大量的消化酶。没有这些消化酶，我们的身体就消化不了任何东西。既然我们需要酶帮助我们从食物中提取营养物质，那么没有对应消化酶的东西就不是食物。比如，木头不是我们食物的原因就是我们没有相应的消化酶。如果我们是白蚁，而且我们有消化木头的消化酶，木头就会是我们的食物，我们就会吃一个锯木屑三明治开始我们的一天。［顺便说一句，我们需要（非消化）酶来参与身体的每项功能，比如抗感染、调整温度，甚至包括思考。］

有的自闭症医生认为，有大量证据证明我们的孩子缺乏正常数量和质量的酶，从而导致了孩子的消化不良。这些医生也谈到了通过补充酶来帮助孩子消化，以从食物中获取足够的营养、减轻肿胀、缓解便秘、解决腹泻和其他消化问题，进而帮助身体其他部分，比如免疫系统功能。酶不是药物，也不是维生素，它们是食物，并且在健康食物商店售卖。

很多在 Son-Rise Program 中的父母在使用酶并感觉到它们对孩子起了作用。Enzymedica 公司专注于制造高度有效和非常"纯净"（即没有填充物）的酶，敏锐感受到酶所起到的辅助作用，从 2009 年开始，他们出资帮助很多父母参加美国自闭症治疗中心的启动课程。Enzymedica 公司还帮助成立了自闭症希望组织（AHA），这是一个非营利组织，也为很多家长提供了启动课程费用。

就像我之前说过的那样，詹姆斯有很多生理问题，从重金属中毒到消化困难。他服用消化酶，并且执行了之前提到的三种饮食方式。他还补充了矿物质、脂肪酸和益生菌。（我们马上就会谈到益生菌。）

对詹姆斯来说，酶带来了巨大的改变。他的健康状况从持续胀气的胃和无法消散的黑眼圈，并且经常尖叫着捂着胃，徘徊在便秘和腹泻之间，到现在无肿胀、无疼痛、无黑眼圈，并且排便正常。而且，这些改善的状况也加速了 Son-Rise Program 的进展，他的语言得到飞速提升，并且互动注意广度有了很大飞跃。

益生菌

　　"益生菌"这个词概括了所有对我们的肠道有益处的微生物。和酶一样，益生菌都被看作食物，在健康食品商店销售。你看到电视里面酸奶的广告，说它们对消化健康有好处，这就是因为大部分的酸奶里面都有益生菌。然而对我们的孩子来说，因为酸奶是乳制品，所以有风险。健康食品商店里面好的益生菌药丸或者粉末提供的益生菌比酸奶的含量多得多。

　　再次声明，我不是要你明天就出门去买一瓶益生菌回来喂你的孩子，我是建议你要研究一下益生菌，并向你的医生咨询。

维生素和矿物质

　　我当然不会给你的孩子推荐某种特定的维生素或者矿物质，但是我会强烈推荐你带孩子去做足够多的微量元素检测。例如，许多自闭症医生说到他们用维生素 B_{12}、镁或者锌治疗孩子。（这是一条有趣的提示：缺锌会让蔬菜尝起来味道不好，并增加对甜食的渴望。）

必需脂肪酸

　　你可能对最近关于 Omega-3 脂肪和必需脂肪酸的（自闭症圈子以外的）所有研究都比较熟悉了。人们逐渐认识到恰当的必需脂肪酸为我们提供了各种益处，对心脏、动脉、情绪、消化系统和大脑都有裨益。

　　必需脂肪酸经常被自闭症医生推荐，因为它们是用来构筑和维护大脑和神经细胞的保护层的，就像电线外面的橡胶外衣。有的医生认为，这对于某些自闭症谱系障碍的孩子是非常有好处的。

必需脂肪酸以液体和药丸的形式在各大健康食品商店销售，可以自行去了解。如果你决定给孩子服用，请确保提前对特定产品做充分的研究。举个例子，如果你简单地给孩子喂大量的鱼肝油，就相当于让孩子的身体内涌入了大量的汞和其他有毒物质。

用 Son-Rise Program 的方法
来改变孩子的饮食

就算你已经知道了我之前讲的这些饮食干预的知识，接下来的部分也会改变你的生活，真的！我发现有的人就算非常了解自闭症以及饮食方面的知识，也并不一定熟悉并且有信心怎样让孩子停止食用有害的食物，开始健康饮食。所以让我们来谈一谈 Son-Rise Program 的五项喂养原则吧。

Son-Rise Program 的五项喂养原则

1. 控制

控制是自闭症的核心，然而它与喂养的关系往往被忽视。我们的孩子往往非常有控制欲（我们在前面的章节讨论过）。记住，我们要努力做到每件事都从孩子的视角来看待。这绝对要包括食物和喂养方面。

讽刺的是，很多父母和抚养者对于喂养掌握着控制权。我们决定孩子什么时候吃饭、吃什么、吃多久，甚至如何吃（在桌子上、用叉子等）。

　　如果我们改变孩子吃的东西，必须让他们在吃的其他方面做主。我们要缓解压力，不要再逼迫孩子吃饭，不要再逼迫孩子在桌子上吃饭。甚至，暂时，不要有午餐时间、晚餐时间等。随时都提供食物，让他们什么时候想吃就什么时候吃。让他们用任何想用的餐具，让他们在任何想吃的地方用餐。

　　你提供食物的时候，要用温柔、放松、非强制、非控制性的方式。把食物放在有一定距离的地方（而不是刚好在他面前），让他走过来找你要。一旦孩子看到食物，你就会想要把食物给他。你很容易忘记的是：当你用叉子叉起食物喂孩子吃的时候，孩子可能会是惊恐的样子。给孩子来一个精神上的自助餐："你想吃什么就自己拿什么吧！"

　　用盘子装一些食物摆放在房间里，让孩子全天候随时都可以吃。碰一碰食物；在食物的旁边放飞机；如果你的孩子不想吃，不要强迫他吃。同样，在孩子做刻板行为或者做出红灯行为的时候，不要喂他。

　　有的孩子不会只吃盘子里的一种食物，他们会吃豆子和鸡肉，但不是同一个盘子里面的。请允许他这样做。要开始留意孩子暂时的和持久的爱好，然后根据这个来调整他的饮食。现在，要用孩子喜欢的方式来给他食物。（注意，这不是说就可以给他吃饼干、冰激凌和蛋糕，你仍然要选择他应该吃的东西。）

　　把这类控制权交还给孩子，就除掉了孩子吃饭道路上的一大障碍。如果孩子感觉不到自己的控制权，他就会有强烈的逆反心理，无论你要如何改变他的饮食。

　　在这方面给予孩子控制权就是允许他按照自己的意愿吃饭，这样对维持严格的饮食来说，是非常重要的。

2. 创造性

积极地寻找新的方式来有趣地呈现食物，用各种各样的方式展示食物。你可以用玩具车拖食物；可以像一个魔法师一样变魔术，让食物有自己的个性；像机器人一样以食物当燃料，邀请孩子来加油。把胡萝卜放进嘴里，像虫子一样咀嚼，鼓励孩子也这样做。把食物藏起来，然后来找到食物并且吃掉。

当夏洛特最开始努力让詹姆斯吃西兰花的时候，她打扮得像一棵巨大的西兰花，踏进活动室，一边还唱着西兰花之歌。詹姆斯最终还加入进来，他们唱着歌，并且和夏洛特带来的真的西兰花聊起天来。他们聊了好一会儿，才谈到吃西兰花的话题。现在詹姆斯定期会吃西兰花并且可喜欢吃了。（他也喜欢吃胡萝卜、菠菜、甘蓝和其他健康蔬菜。）

我第一次听到詹姆斯说"我要吃水藻"时，我差点从椅子上跌倒。水藻就真的顾名思义，是湖底长出来的绿色的东西。詹姆斯的水藻是改良版的绿色饮品，他每天都喝。如果你尝一下这种饮料，就能理解我对詹姆斯主动要喝它所感到的震惊了。这事实实在在证明了夏洛特采用这 5 种方法喂养孩子的有效性。

3. 建立关系

这个方法看起来和喂养没什么关系，但是非常必要。所有的参与、庆祝、给予控制权，最终都要落实到这里。如果你和孩子用这些方式建立了友好的关系，他就会信任你。

这种信任将是让孩子在吃饭方面取得突破的关键。当孩子信任你时，你就有更多的方式呈现和提供食物给他，他也将乐意吃你给的食物。

4. 态度

你对食物和喂养的态度绝对是改变孩子饮食的关键因素。特别是家长往往对于喂养自闭症孩子过于紧张，尤其是如果孩子还有点挑食的话。这给喂养带来压力和焦虑，在你希望孩子开放的时候他反而封闭起来。

当你喂孩子的时候，你在要求孩子把他身体之外的东西吃到身体里面。这是个强烈要求。所以在处理与食物相关的事物时，持有一个冷静、放松甚至兴奋的态度是多么重要啊。

请一定要改善与孩子吃饭有关的态度。用三要素来规范吃饭行为。你要让孩子吃饭的经历就像洗个热水澡一样，放松、舒缓、舒适和尽情地享受。这才能让孩子愿意投入进来。

5. 坚持不懈

好的，最终，改变孩子的饮食关乎谁可以保持得最久。我知道你会感到真的很努力让孩子吃某样东西了。但是你到底尝试了多少次？

成功地改变孩子的饮食习惯就在于坚持，坚持就是胜利。不要打折扣，哪怕多尝试几次。要训练孩子爱吃健康的食物就是要花费一点时间，你就是让孩子坚持一段时间的关键。

去掉有问题的和不健康的食物

坚持适用于食物等式的两边：添加新食物和去掉不健康的食物。

增加新食物看起来比较有挑战性，因为最终是你的孩子决定是否吃这些食物，去掉食物从理论上来说要更简单。除非你的孩子处在没有你在场的环境中，并且你对于给他提供什么食物没有发言权，那么你就可以随意去掉任何食物,只要不给他吃就行了。理论上说,对于这样的情况,你的孩子没得选择。

从感情的立场上看,去掉食物完全是不同的概念。在美国自闭症治疗中心,我们看到去掉食物对家长来说就像末日大决战。关于这个问题,总会有许多恐惧和焦虑,我能理解为什么会这样。不吃饭(同时要求要吃没有准备的其他食物)的孩子触及了家长的核心信念和情感。我们把给孩子提供营养看作父母最基本的责任,喂养常常是爱的表达。

首先要理解的就是,在我们30年的经验中,我们从来没有见过哪个孩子在改变饮食的过程中让自己饿死的。我们看到孩子一天两天不吃饭,甚至有3天不吃的,但是他们始终会饿。就像我们讨论过的,坚持是关键。

孩子总是可以比他们的父母等得更久。当布莱恩在启动项目给家长们上课的时候,她敏锐地引用孩子的思维过程来说明:"我不吃饭的时间可以比父母看着我不吃饭的时间更长。"这就可以解释为什么我们的态度在这种情况下多么重要。如果你认为自己对孩子刻薄而恶劣,那么去掉这些有害的食物就会变得很难,你会觉得内疚、焦虑和恐惧。

另一方面,如果你相信你对孩子所做的是有爱和有帮助的(实际上也是),那么这个过程就非常可行,你也会觉得非常自然、放松和清晰。同样重要的是,你的孩子也会看到你的清晰、自然和毫不动摇,很多时候,他们就会马上改变过来。这就是为什么我们在启动课程中花了大量时间来训练态度和情绪,而不是技术。

我知道你可能会想:"但是我的孩子喜欢那些不健康的食品。"

你要记住的是，就像布莱恩所说的："瘾君子喜欢海洛因，这并不意味着海洛因对他们来说就是好的。"（同时，她也现身说法，她和威廉给他们的女儿玉儿安排了特殊饮食，并且在整个过程中坚持了下来。）

你的孩子可能想要"那么一小块饼干"。如果你的孩子"就那么一小段路程"不系安全带，或者玩一下尖锐的刀子"就那么几分钟"，或者喝"那么一小点"洗洁精，我相信你不会同意。这是不可以讨价还价的问题。

你要把孩子的饮食问题看作不容商量的。这是关乎孩子的健康和安全的问题，不容有讨价还价的余地。

最后一点，还记得在第3章，我们是怎么讨论用奖励驱使孩子做某个行为的吗？我用了一个比喻，在我们大部分人的小时候，我们被教导通过吃"难吃"的健康食物来获得不健康的"可口的"甜食当奖励。在这个情况下，这不是一个比喻，而是实情。

再次声明，我们关于食物的信念是最为核心的。我们认为并且表现出把最不健康的食物当作奖励，当作"好东西"。我听到过很多很多家长这样说："我不想永远限制我的孩子，什么时候孩子才可以摆脱这样的饮食？"隐藏在这样的话后面的信念，限制了你帮助孩子建立健康饮食的能力。为什么不给孩子不健康的食物就是在限制他呢？

并且"什么时候孩子才可以摆脱这样的饮食"这个问题值得细细考究。我们问："给孩子喂这些有害的食物，让他们患上心脏病、中风、糖尿病、早熟和肿瘤，我们能预计的最早的日期是什么时候？"为什么我们这么着急把这些有害的食物带给孩子？

战—逃生存模式

让我们绕一圈，然后回到本章开头关于孩子自闭症的关键部分。有相当多的证据显示，绝大部分自闭症孩子几乎永久地生活在战—逃状态。我最开始知道这些细节是从很多年前的一次谈话中，对方是斯科特·法伯尔（Scott Faber）博士，他当时是匹兹堡的仁爱医院（Mercy Hospital）发展行为儿科（Developmental-Behavioral Pediatrics）的主任（现在他在儿童研究所的附属医院工作）。这个观点现在已经是许多自闭症医生的共识了。为什么这个如此重要？

当你的身体处于战—逃状态，你就基本上处于生存的模式。这个状态下会有一些关键的生理变化。

- 副肾素①进入血管。
- 心率加快。
- 血管收缩（防止过度流血）。
- 血液从主要器官流到四肢（做好准备逃跑或者战斗）。
- 淋巴细胞从免疫系统流向皮肤（为你被割伤和咬伤做准备）。

同样，对孩子来说特别有关联的是：

- 主要的、重要的免疫系统部分关闭，同时其他部分进入异常活跃状态。
- 消化系统关闭。
- 生理修复系统暂停。
- 大脑切换到迅速、即时、自动反射性地作出决定，而不是学

---

① 即肾上腺素。——编辑注

习和社交行为的模式。

并且，重要的是，皮质醇和促肾上腺皮质激素水平飙升。皮质醇是身体中长期起作用的应激激素，由肾上腺分泌。促肾上腺皮质激素（CRH）是由大脑分泌的应激激素，但是现在在自闭症孩子的身体其他部分也能找到。

现在，让我们来看看这意味着什么。以上所述的生理过程是非常自然的。这个系统对我们远古的祖先非常适用。当一只剑齿虎追捕你时，你唯一要做的就是逃跑以免被咬成碎片。短短几分钟内，这种情况就会发生，你不是逃掉就是被吃掉。（多么欢乐的思考！）

然而，我们不应该无止境地处于这样的状态。战—逃生存模式只适合短时间的爆发，如果持续几个小时或者几天，就会给人体带来伤害。

把这样的情境推论到我们孩子的身上，你会看到什么？让我们回顾一下上面谈到的五点，试想，如果孩子大部分的免疫系统关闭会怎么样，他的免疫系统本来就缺乏抵抗力（或者，如果有免疫系统疾病的孩子总是触发免疫系统过度反应）。或者，如果孩子的消化系统关闭，但是他本来就有消化系统的问题。或者，如果你正在给孩子做生物干预，帮助孩子的消化、免疫以及其他系统的修复，而他的主要生理修复在体内暂停了。

现在，要想象一下孩子的身体处于战—逃状态的时候，还要帮助孩子学习和社交。孩子处于这种状态下，学习和社交是格外困难的。孩子的注意广度受到影响，学习受到干扰，并且处于高度自我保护状态，关闭了学习和社交能力。

然后我们又有了皮质醇的问题。

皮质醇的问题

在我与斯科特·法伯尔（Scott Faber）博士的交谈中，他告诉我他发现自闭症的孩子常常会有慢性上升的应激激素水平，特别是皮质醇。这是有的人战—逃生存反应的关键表现。

西奥哈里斯·西奥哈里德斯（Theoharis Theoharides）博士（没错，他就是真叫这个名字）是波士顿塔夫茨医疗中心（Tufts Medical Center）的科学家、内科学教授、药学教授，他也发现了在自闭症谱系障碍的孩子身体内上升的 CRH 水平。他是在孩子大脑以外的身体部分发现这个问题的（这是一个重大发现，因为 CRH 是在大脑内部的下丘脑分泌的），并且他认为这会加速身体各处的炎症，这是我们有的孩子面临的问题。CRH 的存在是身体处于战—逃模式的另一个标志。

我要补充的是，尽管我不知道这个情况的生物背景，但是当我听到的时候我一点也不吃惊。如果一个孩子总是处于信息超载状态，处在完全不可预知的环境中，总是违背自己意愿地被推来拉去，战—逃反应该就是最有可能的结果。

慢性升高的皮质醇水平导致了海马体细胞的萎缩，阻碍了新海马体细胞的再生，这点越来越被理解。海马体是靠近大脑中央的一小片区域，负责新记忆的生成，这对我们的孩子来说是非常明显和重要的。有趣的是，海马体是阿兹海默症病人大脑最先受到损伤的区域之一。[要想了解更多关于应激、皮质醇及其对海马体作用的信息，请参见尤恩·麦高恩（Ewan McGowan）的著作 *The End of Stress As We Know It*，以及丹尼尔·高曼（Daniel Goleman）的《社会智能》（*Social Intelligence*）。]

下列几条是以上讨论中的要点。

- 我们不想孩子有慢性增长的皮质醇（或者 CRH）水平。

- 我们不想孩子永远处于战—逃状态。

- 我们愿意尽我们所能让孩子从战—逃生存模式切换到康复模式。

康复模式

这里有个好消息，上面提到的问题都是可逆的。法伯尔博士和我讨论的最积极的事就是为什么他觉得Son-Rise Program是有效的。他发现，当自闭症孩子参与、掌握控制权、被待以不批评和受欢迎的态度（所有的这些被他命名为"情绪协调干预"），并且置于没有过度刺激的环境中，他们的应激激素（肾上腺素、皮质醇）就会降到正常水平。

我无法言表对此的激动心情。因为这确实解释了 Son-Rise Program 起作用并且让我们具体地从生物学、生理学、神经学和发展性上帮助孩子的重要因素。

你有能力去有力地影响孩子自闭症的生物学核心。当孩子从战—逃生存模式走出来，并且应激激素回归到正常范围时，突破自闭症的大门就从多个方面都打开了。

- 你的孩子放松下来并且能思考了。

- 孩子的消化系统恢复活力。

- 孩子的免疫系统得以运转正常。

- 孩子的大脑不再处于受到威胁的状态，因此可以进行学习和社会交往。

- 当皮质醇水平不再升高，海马体萎缩的过程减弱并开始自己恢复，细胞重新生长和再生。（记住，海马体对于学习很重要，因为这是大脑中负责形成新记忆的部分。）

· 孩子的身体能够进行持久的生理修复。这意味着孩子能够最大限度地使用生理干预方式。如果孩子正在进行旨在帮助和重建消化、免疫、神经和排便系统的活动，他就需要一个能够回应、修复和重建的身体。

我们把呈现上述方面的状态称为康复模式。运用 Son-Rise Program 让孩子能够从战—逃模式转换到康复模式，给予孩子发展和成长的机会。

康复模式提供给孩子大部分自闭症谱系障碍的孩子所缺失的东西：协同处理。生物干预与 Son-Rise Program 结合起作用比单独起作用更有效力。

我们实施任何生物学干预(饮食、酶、生物治疗等)都要以放松的、非强制性的，并且有趣的方式，这是最基本的。完成这项任务必须由孩子配合，而不是抵抗。为此，应用本章（及其他章节）的 Son-Rise Program 技术很重要。我们要尽我们所能帮助孩子从战—逃模式转换成康复模式。这是非常要紧的。

活动时间！

一开始你只用做两件事。首先，选出一种你可以肯定的不健康食物。不需要是某一类食物，比如奶制品，可以是某一种食物，比如苏打饮料、巧克力曲奇、甜甜圈、烤芝士三明治，或者比萨。其次，选择一种孩子现在不吃，而你可以补充进来的食物，比如菠菜、南瓜、芦笋等。一旦你决定了，就可以填写在表 14 里面。

表 14

需要移除的一种食物	需要添加的一种食物

在线资源

更多关于本章介绍的方法和技术，请搜索关键词"autismbreakthrough"，进入相关网址 chapter16。祝愉快!

出发点

第一步，让我们把注意力集中在表 14 的左边一栏，移除一种食物。不仅仅是从孩子的饮食中除去，而是从你家里除去这种食物。比如说，你选择了苏打饮料，那么你就要保证家里没有苏打饮料。回顾五项 Son-Rise Program 喂养原则，以及去除有问题的和不健康的食物部分，然后，当你百分之百确定去除这种食物后，你就可以实行了!

Chapter 17
态度：关键要素

这是整本书中最重要的一章。

毫无疑问，本章的主题是自闭症治疗中最被忽视的部分。而最重要的是，如果没有本章，本书中的其他原则、技术和策略都不起作用。

这样能引起你的注意了吗？

为什么你的态度是关键要素

人们喜欢学习难的技巧。不是说多么困难，只是说是生理上的，并且能很容易看到和测量。比如，参与方法就是以难的技巧为基础的方法。如果有人加入孩子的活动，你能够看到，你也可以看到别人没有加入。

大多数父母，当我开始跟他们交流的时候，他们都很想听到Son-Rise Program中难的技术和方法。他们希望我告诉他们如何参与，希望知道怎么利用孩子的兴趣构建训练技能的游戏，希望听到社交的四项基本原则以及如何教授。

最开始他们就不怎么感兴趣的是学习态度的重要性和如何应用。态度被视为"软"技能。对很多人来说，态度就是模糊的、界定不清的。我已经数不清听到过多少父母这样说："听着，Son-Rise Program真的可以帮助我的孩子。我想学习这些技术，比如参与方法。但是，态度？什么是态度？我不要花那么多时间关注我的情绪和类似的东西。就只要教我技术就好了。"

同样的，我还偶尔会听到过时而具有深刻误导性的批评："Son-Rise Program 说，如果你足够爱孩子，你的孩子就可以走出自闭症。"这种评论的核心不是批评 Son-Rise Program，更多的是反映了深远的文化偏见，不承认态度是相关治疗的一部分（在这里，还是非常重要的）。

我总是能在很多物理治疗师、心理治疗师、心理学家，以及其他提供帮助的专业人员中看到这种偏见。很多人每天都要经历这些持续的不悦和不适，包括他们与人工作的时候。并且他们并没有看到他们努力帮助人们获得的好的情绪状态和他们自己的情绪状态不佳之间的关系。治疗师自己的态度与他们帮助病人的能力无关，仍然被认为无上正确。我们相信不仅仅由知识和教育说了算，并且在治疗和教育方面，唯一要紧的是我们做了什么，而不是我们怎么做。

我的一生都在证明态度的影响，然而就是我，在几年前也差点掉入陷阱中。稍后我将解释到底是怎么回事。

人们照顾孩子或者花时间与孩子做某事的态度因为三个原因而有重要意义。请让我一一道来。

态度对于孩子反应灵敏有重大意义

正如我们前面所说，自闭症谱系障碍的孩子对于环境高度敏感，他们极容易刺激过度，他们处理感官输入有困难，他们生活的世界对他们来说有危险并且不可预测，很多情况下，他们持续处于战—逃模式中。

并且，记住，自闭症是社会关系的障碍，我们的孩子难以离开他们自己的世界，也难以与人进行交流。

当我们把这些因素放在一起时意味着什么呢？当孩子和不自在或者焦虑的人在一起时，他会感到威胁。结果，他们要不就封闭起来，要不就更加有攻击性。这二者都是自我保护机制。

另外，当我们的孩子面对着放松、自在、友好且不批评别人的人时，他们感到安全和有趣。他们回应更多、参与更多、更加灵活变通、交流更多，并且，大多数情况下，会从战—逃模式切换到康复模式。

我们的态度可以给孩子接近我们的动力，也可以驱使孩子远离我们。

这不是什么理论或者观点，这是事实。我们看着孩子们的这些表现已经快有 30 年了。我们看到自闭症谱系障碍的孩子如何一次又一次回应不同的态度，远离那些焦虑和不自在的人，靠近自在、放松和友好的人。

事实上，你很可能也看到过很多这种现象。你是否注意到孩子愿意去做某种治疗（比如职业治疗或者言语语言治疗），并且更愿意有效回应某个治疗师？这不是技术问题，因为治疗师都在做同样的治疗。你孩子的回应取决于不同治疗师的态度。他们其中一个治疗师的态度能获得孩子好的回应，而另外的治疗师则不行。

越来越多的研究支持了态度的作用。

医院里的女孩

我想和你们分享一个简单而生动的故事，这是我的父母在我还很小的时候经历的。事情发生时，他们正在医院的大厅等待，等着给我做一个长达 3 小时的测验，此前同一批神经专家、医生和助理已经给我做了一个前测，得出了一个残忍的预判。自从之前的测试后，我已经大概恢复了 90%，不用说，诊断医生非常吃惊。

以下就是他们在医院大厅的经历，来自我父亲的书《Son-Rise：奇迹在延续》。

撒玛利亚、劳恩和我一起坐在沙发上，一个小女孩和她的妈妈走过。小女孩挣脱她妈妈的手，径直跑到撒玛利亚面前，她微笑着向小女孩张开手臂。小女孩有着水蓝色的眼睛，目光犀利！撒玛利亚的目光温柔地划过小女孩的脸，对她轻声耳语。小女孩只是凝视着她的眼睛，并且用头碰头。她俩就像老朋友一样用亲密的方式打着招呼。最后，小女孩的妈妈走过来，牵着小女孩的手径直走向大门。整个过程，小女孩都回过头来看着我们。

后来我们打听这个小女孩，得知她有自闭症，并且总是避免与人的接触。嗯，也许这个小女孩知道，当一种关爱和接纳的态度明明白白地表现在一个微笑或者温柔的握手中时，这种吸引会启发最为功能失调的小人儿。也许，看到这样有安全感和鼓励性的面容，这个小女孩就超越了自己平常的限制。

自闭症一代救援会议

2011 年，我们美国自闭症治疗中心有一次伟大的经历。我在伊利诺伊州芝加哥市的自闭症一代救援大会上发言，这是当时业内最大的会议。[你可以通过其主席珍妮·麦卡锡（Jenney McCarthy）了解一代救援（Generation Rescue）]。我前些年在这个会议上发过言，但是这一年有个奇妙的转折，在这个会议主持的为期几个月的全国性调查中，Son-Rise Program 赢得了最佳自闭症治疗奖项，我被授予最佳发起人称号，这是一个巨大的荣誉，但是这还不是我所说的转折。

为了这次会议，我们派出了整个儿童专员团队到会场为与会的自闭症儿童及其家长募捐。我们非常激动，但是，确实这也是实验性的。Son-Rise Program 是设计在一个可控的、一对一的、非常私人的空间进行的，而当下的场面是酒店两个房间中都是特殊儿童。每个房间都有 20 个孩子和四五个大人。

我们知道，在这个情境下，我们不能考虑到每个孩子的特性而认真地实施每个 Son-Rise Program 的技术，不能像平常做的那样。我们的儿童专员决定只关注于最基础的东西。他们会对所有的孩子保持舒适的、受欢迎的、完全不批评的态度。当然，接下来我们都相信，他们会给孩子们提供一个安全和非强制性的环境。他们会允许孩子做刻板行为，他们会和孩子庆祝，并且邀请孩子和他们交流。但是对于那么多孩子来说，这些基础的东西都很受限制。最后，我们都知道，我们能做到完美的事情就是，无论什么情况，都要保持 Son-Rise Program 的态度。这就是这些优秀的儿童专员所做到的。

请允许我暂停一下做个简短的道歉。尽管我对整个努力感到非常激动，但事实上我还是对此持一点怀疑态度。保持 Son-Rise Program 的态度到底能多有效呢？问这个问题的时候，我已经陷入了老套的文化偏见，就是把我们做了什么看得比怎么做的更重要。虽然我经历过，但是我一度掉入陷阱，没能完全感激这至关重要的态度，是的，就是态度，治疗的态度，尤其是对孩子的态度。于是我迅速而果断地抛弃了我的怀疑。

孩子们在我们的日间照料下，经过了三四天后，出现了一些令人惊讶的变化。他们的父母会找到我们，有的时候还流着泪，告诉我们就在短短的几天时间里，他们的孩子已经变得多么不同了。他们叙述的事情如下所述。

• 杰米的父母告诉我们，他曾是一个非常内向的孩子，在学校里老师试图让他活动或者作出改变的时候，他会非常有攻击性。和我们在一起的时候，他很贴心，三天里从来没有表现出攻击性。杰米会靠近我们，有时还会加入我们的活动。他的妈妈后来告诉我们，他在和我们相处之后变得更加平静了。

• 凯特琳第一天和我们在一起的时候，哭了一整天。她还抓挠我们，并且说什么也不肯加入我们的活动。两天后，她不但不哭了，还要走过来一直牵着我们的手。有时她要来和我们一起唱歌，其他时候就自己唱。

• 第一天，比安卡到处乱爬，并且拉其他孩子的头发和推他们。她会从我们身边逃跑，然后来看我们的反应。到了第三天，她主动跑过来要一起玩耍和庆祝。最后，她很愿意听从指挥（过来吃午饭，是时候改变了，等等）。她变得不可思议的可爱和贴心，她还能够看着其他孩子，看到别人的头发也可以不去拉扯。和我们在一起的最后一天，她走进门，平静地看着她的妈妈和我们的儿童专员谈话，等着他们谈完，然后拉起儿童专员的手，和她一起走进房间。

• 卡哈努的父母告诉我们，他在家里可以哭个不停，自从来参加我们的活动后，哭闹就大大减少了。

• 丹尼尔主要有"分离问题"，之前他每次去保姆那里或者学校都要哭闹、发脾气并表现出攻击性。他的妈妈常常抱着他，一方面是为了阻止他攻击保姆和老师，另一方面是因为他不想离开妈妈。事实上，丹尼尔和我们在一起的时候主要就是第一天哭，第二天（以及此后的每一天），他每次来都要把爸爸妈妈推出门去，说"再见"。每天结束的时候，他都不想离开。每一天，他都会笑，并且和其他孩子一起玩，偶尔还会冒出一句："丹尼尔很好。"

· 扎克的父母在结束的时候来接他，并奖励他——带他去一个博物馆，那是他一直盼望着的。扎克是个"高功能"障碍的孩子，他对父母说他不想去，他想跟我们在一起。他的父母最终说服他去博物馆，离开的时候他还是不停地说："但是我还能回到这里来吗？我什么时候可以回来？"

· 一位家长在会议期间找到我的座位对我说："在成为你的学员后，我的儿子每天回家的状态完全不同了，不像从学校回来的状态，我不知道还能不能把他送回学校去。"

· 还有很多转变的例子，变化或大或小。一个小男孩对我们说"我爱你"，一个小女孩的语言增加了，一个小男孩第一次主动地坐到妈妈的腿上。家长们告诉我们孩子们突然变得更加冷静而快乐，有语言的孩子还会在晚上谈论他们和我们一起度过的时光。

请记住：这还不是整个 Son-Rise Program 的作用，这只是态度这一点的效果。

态度决定我们帮助孩子达到新高度的能力

我知道你面对的困难来自别人对你孩子的质疑和否定。我知道各种微妙或者不微妙的方式涌向你而带来的悲观信息所导致的崩溃。我能察觉到社会压力的暗流让你感觉对你的孩子要"现实"。背负起这样的一些压力是完全可以理解的。

这就是为什么我们要花时间了解我们对孩子的态度的作用，以及态度是如何影响他们发展的。这无论如何都不是控诉我们这些挣扎于愤怒、抓狂、恐惧、伤心、悲观和失望中的人们，以及那些相信对孩子的障碍的预言的人们。

正好相反，这是我们用这些知识来改变孩子的轨道的机会。

相信孩子能够完成他们还没能完成的，就是让孩子产生飞跃的先决条件。如果在这样的情况下你不相信孩子能够做到，就会出现你自己制造的障碍。

· 我们没有鼓励孩子去获得新技能，肯定没有真诚而热情地鼓励。

· 我们没有坚持我们的尝试，对于我们的孩子来说，这是达到新阶段所必需的。

· 我们会用各种不同的方式告诉我们的孩子，我们不相信他们能够做到，这种观念阻碍了他们继续尝试。

· 我们没能看到并认出孩子实际上开始接近目标了，破坏了我们以任何方式建设的能力。

你应该记得第 7 章讨论的，我详细描述的一个在强化的 Son-Rise Program（就是父母带着孩子一起参加的项目）中屡次见到的现象。有的时候，在我们的环节中，孩子们第一次开口说话，而父母既没有看见，也没有听见这个纪念性的时刻。这些父母总是被告知，他们的孩子不能说话，他们就接受了这个预见。并且因为接受了，当孩子们推翻这个不能说话的"事实"时，父母们都听不到。有很多次，我们不得不把孩子开口说话的录像倒退多次，以便让父母看到和听到孩子说话。尽管这听起来很夸张，但是类似的状况屡有发生，在我们提前决定了孩子不能做某些事的时候。

和孩子在一起的时候，你做的每一件事都取决于你的决定。让我们回顾 Son-Rise Program 的技术的一些例子：

以其真实（并且有效的）形式参与，直接来自不作评价地接受和由衷地对孩子的世界感兴趣的态度。让我们以你和孩子把玩具车排成一排的游戏为例。如果你只是简单复制孩子的动作，你会发现参与就仅仅是个负效应。

想象一下相反的状况，当你把玩具车排成一排的时候，你对孩子的行为不作评价地接受、对孩子的世界充满好奇，并且庆祝他照顾自己的独特性和能力。现在你的参与才是充满使之起作用的特点。因为你这个时候享受当下，向孩子传达了爱和温暖，并且告诉他，你在他的世界里是安全而完整的一个部分。

动机原则源自真正对孩子的兴趣感到激动。为了利用孩子的动机，我们需要首先对动机本身产生兴趣（这样我们才能抓住动机）。然后，我们需要参与围绕兴趣展开的活动（比如潜水艇游戏），如果这个游戏有可能会吸引孩子，我们必须投入全部热情。

我们只有在为孩子所做的事真诚地感到感激和高兴时，才能使用庆祝的方法。否则，庆祝就会流于生硬的表扬形式，在孩子那里不起作用（孩子不会被打动，从而做更多被鼓励的事情，也就否定了庆祝的有效性）。我们需要三要素——精力充沛、精神振奋和热情高涨使之起作用。如果我们不集中注意力并且对孩子已经做好的事情感到感激的话，我们根本注意不到有什么需要庆祝。

在处理情绪失控和其他挑战性行为的时候，想想这个：如果不能诚心诚意地保持自在的态度，我们如何能做到看着孩子做挑战行为，而我们却无动于衷呢？当我们的孩子抓挠我们，我们就激动得像一棵圣诞树一样闪亮起来（比如，皱眉、咒骂、升高音调、表情焦虑），这是因为我们在这种情况下，选择了一种愤怒、抓狂或者恐惧的态度。当这种情况发生时，不是因为你忘记该情境适用的Son-Rise技术（保持镇静、不要有反应，并且"装傻"）。这是因为，哪怕我们知道该做什么，我们的态度都让我们不可能做到。

你可以阅读本书并且记住里面所有的技术，但是如果当你感到焦虑或者不安，你将不能有效地运用你刚记住的方法。我们的态度影响着我们的行为。我们不能在感到伤心的时候带着爱和好奇参与孩子的活动。我们不能在感到不安的时候感激而激动地庆祝。我们不能在自己感觉抓狂的时候，保持放松并且帮助我们那哭泣而吵闹的孩子找到另一种交流方式。

这不是说你必须要做到完美并且永远不要再为孩子感到不安。只是说，一旦你把态度放在首位，并且开始改变你和孩子一起面对日常情境和挑战的方式，你就要以他和你联系的方式为切入点，为这个巨大的改变清空道路。哪怕你每次就用Son-Rise Program态度改变一件事或者一个行为，你就最大限度地帮助了你的孩子。

你已经爱孩子胜过一切了，现在你要用他最能理解的方式来表达你的爱。

态度决定我们能否一直保持动机

这对你来说应该是个惊喜，有必要提一下。如果你压力大、很疲惫、很沮丧、很崩溃，或者灰心丧气、没信心、意志消沉、沮丧，你就不会坚持所做的事情了。当你实施 Son-Rise Program 时如此，做其他事情时同样如此。为了成功，你必须坚持一直做下去（不管什么事）。但是除非你能保持动机明确、积极乐观、自信和头脑清晰，不然你会坚持不下去。

你是否和孩子一起在家待过，本来你可以陪孩子玩玩，但是你意识到还有很多衣服没有洗？你是否曾经看见过孩子表现得有点"自闭"，而你让他自己看电视，而不是陪他玩？

如果你做过这些事，没关系。几乎所有我服务过的家长都这样做过。很多家长很难享受和自闭症谱系障碍的孩子在一起的时光，这就大大影响了他们陪孩子的时间。而时间正是 Son-Rise Program 发挥作用所必不可少的。

当你和孩子在一起感觉很舒服时，你就会陪孩子更久，不是因为你觉得自己应该这样做，而是你愿意这样做。当你真正说服自己做一件事，你就会坚持下去。当你对日常生活感到轻松，就不会筋疲力尽，并且你会有精力照顾孩子。当你对帮助你的孩子感到自信时，你会保持动力和恒心，而这是 Son-Rise Program 原则起作用最为关键的一点。

我们花费这么多时间在启动项目和高级项目上，让家长变得自在、自信、放松和充满希望，就是因为如果没有这种态度，那么其他事情也都不重要了。

奖励原因：你的人际关系

对大多数人来说，只是经营婚姻生活或者维持同样的长期关系就够困难的了。那些共同养育孩子的夫妻才感觉得到挑战。而这都只是没有自闭症孩子的情况。

当你有个自闭症谱系障碍的孩子，你就会感觉面临超乎你想象的最大挑战。你的孩子是不同的，他所表现的行为会引起别人的不舒服和困扰。最简单的日常生活，比如吃饭和洗澡，都充满着困难。可怕的预测不断出现。你和另一半对孩子最基本的梦想似乎都已经破碎。你必须从混乱的治疗清单中作出选择，或者你别无选择，还要为此感恩戴德。你会因为压力太大而时常爆发。对于很多很多夫妻来说，自闭症会把他们的关系推向破裂。

如果可以做点什么来加强夫妻关系，增加其在自闭症困境中幸存下来的概率，你不想知道吗？如果你仍在迟疑态度是否真的在日常关系中那么重要，请问问你自己是否注意到：

• 当你们为了孩子而爆发压力的时候，你和伴侣有什么不同？

• 当你的伴侣说了让你觉得他或者她不在乎你的话时，你感觉怎么样？

• 当你对自己都吹毛求疵的时候，你亲近你的伴侣有多难？

这些经历都与态度有关，如果你能改变你的态度，这些事情也会改变。

我（和中心的其他老师）给很多夫妻做过咨询。这是我的工作中最让我满意的一个部分。我在美国自闭症治疗中心看到过最让我感动的转变就是有些在分手边缘的夫妻，学会了通过孩子的自闭症培养更亲密的关系，并且滋养更加关爱、诚实和亲密的关系。

对有的人来说，这可能听起来像做梦，但这并非不可能。唯一反转的方式，就是从态度开始改变。你已经知道你对孩子的态度（平静还是抓狂、重视还是忽视、接受还是批评）影响了你和另一半关系的每个方面。同样，你和伴侣互相对待的态度如何也会影响你们的关系。

即使你已读到这里，你可能还是会认为这听起来不错，但是怎么做却没说。确实，我们没有讨论怎么改变态度，但是我们会说的。本章将给你一些可以马上上手的简单工具，与孩子或者与伴侣的关系都可以用。

但是首先，你必须树立这样的理念：如果有方法让你（和你的伴侣）与孩子共同面对问题时，展现一种更加舒服、清晰、友爱和放松的方式，就是你的福利（这很重要）。所以你怎么说？你愿意重视态度问题吗？

Son-Rise Program 中态度的组成部分

Son-Rise Program 的态度可以总结为以下几点：不要做任何评价地拥抱孩子的现状，同时相信他以后可以发展到任何水平。当然，其内涵更为深远，但是让我们分成两个部分来看这个观点，以此为我们的飞跃点。

"不做任何评价地拥抱孩子的现状"有着深远的含义。它远远超过简单地爱孩子，这是我们都会做的。这意味着爱孩子的所有方面，包括自闭症那一部分，意味着拥抱孩子的自闭症就像拥抱他棕色的眼睛、卷曲的头发、甜美的笑容，以及其他可爱的部分。你会看到孩子把纸撕成碎片，你要接纳撕碎的纸。这意味着不要把孩子的任何行为贴上坏的、错的或者是不恰当的标签，必须知道，现在他就是在做他能做得最好的。

Son-Rise Program 的态度就是为构建所有关系而搭建的基础。

我们使用词语形容其为"不做评价",同时我们也可以增加"受欢迎的""友爱的""接纳的""关心的""放松的""好奇的"和"愉悦的"。你要把态度升级为真诚地庆祝孩子的每一个部分,特别是那些让他与众不同的部分。

你可能会回忆起在本书的第 1 章,我引用了我父亲书里面的一些内容,就是我的父亲和母亲在收到我的诊断,以及对我的黑暗预测时,他们问自己的话:"我们能不能亲吻这片被别人诅咒的大地呢?"

这就是 Son-Rise Program 态度真实的样子。其他人会把孩子的状况称为悲剧,但是你不必这样认为。人们用不认同的眼光看着你的孩子,你可以把你的每一个眼神化作拥抱。你可以亲吻这片被人诅咒的大地。

"相信你的孩子未来可以发展到任何水平"同样是非常重要的。我们可以用希望、乐观、期待、兴奋和傻傻的快乐来表现。这就意味着我们要看到孩子的能力,而不是关注预设的缺陷。人们会(怀着最好的用意)极力奉劝你"现实点",他们会促使你与孩子的缺陷"达成和解"。

当面对这样的劝说时,就是要不现实。这意味着要更新你(关于孩子能做到什么)的信念,不要被局限、悲观和沉闷的别人所谓的现实所局限。毕竟,你们是父母,父母的爱是无敌的,你们的经历是无人能比的,你们的长期承诺是举世无双的。不要为相信自己的孩子(在别人不相信的时候)而道歉。你们也不需要因为看到了别人看不到的希望而尴尬。

这份 Son-Rise Program 的态度给予孩子达到新高度的机会。(这不是承诺,却能为你打开很多扇关着的门!)这样,就算你的孩子现在还不会说话，但你可以说："他只是现在还没有说话，以后他肯定能说。"这让你相信，孩子现在做到的（或者还没能做到的）并不能决定他未来的能力。

你的态度来自哪里——以及如何转变

我能理解，读到态度的重要性的章节时，看起来就像空中的馅饼，因为在你的日常经历中，态度看起来没什么了不起的。你会感觉，每天发生什么事情的时候，你简单地尽力应对就是了。有的事情能够让你高兴一整天，然而其他时候，会出现更多难题让你沮丧。而当你经历真正的大事件，比如你的孩子被诊断出自闭症，你肯定觉得这个事情本身让你非常不高兴。

这个几乎被全世界所接受的人类心理模式说的是，发生在我们生活中的事件和我们的环境决定了我们如何用情绪感受（快乐、悲伤、激动、恐惧、满足、生气）。孩子撕掉书页让我们感到生气，他的情绪失控能够让我们抓狂，医生告诉我们孩子只会有微弱的进步让我们感到绝望。而另一方面，我们的孩子说了第一个词语让我们感到幸福，老师告诉我们孩子取得了进步让我们感到骄傲和充满希望。

然而，这个模式有两个问题。第一个是逻辑上的错误：我们如何解释两个人对相同的事件作出了完全不同的反应？如果事件和环境真的让我们产生那样的感觉，那么不应该是所有的人对同样的事情都有相同的回应吗？我们如何解释有的人在他们被解雇时感到失望和不值，而有的人只是耸耸肩就过去了，或者甚至为了这个改变的机会而感到激动？有的人中了彩票会说中奖是他们生命中最好的事情，而其他人会说这是最坏的事情，这是怎么回事？既然每个人对同样的事情有不同的反应，并且我们在不同的时间对同一件事也有不同的反应，那么就肯定有其他什么因素决定了我们的感受。

第二个问题是一个实践的问题：这个模式让我们成为见证者。我们不能决定我们的感觉，我们之外的因素才能决定。如果我们的孩子能做更多的交流、进步更快、不再自闭、不再那样表现等，那么我们就会感觉很好（舒服、放松、充满希望，等等）。

在这个文化强调的范式下，如果你为了你和孩子面对的变化而感到心神不宁、不安、害怕、生气、抓狂，或者感到灰心丧气，没有人会指责你。很多家长感觉自己处于一场无止境的斗争中，只有让孩子有特定的表现，或者达到某个标准，晚上才睡得着。我能理解。我们都想成为好父母，并且也希望孩子有个充实的人生。

问题是，当我们希望孩子表现出某种特定行为方式时，不仅仅让我们感觉到痛苦和难过，还大大削弱了我们帮助孩子的能力。为什么？因为就像我们讨论过的，我们对孩子不同的态度，导致他们对我们的回应也不同。事实上，如果我们希望孩子表现出某种行为，或者进步到某种程度，让我们感到安心，他们会感觉到这种希望是一种压力。如果我们了解孩子，他们的一个特点就是：当感到压力时，他们绝不会妥协（或者会退缩）。

所以，把我们从这样的牢笼中解放出来，是对我们和孩子最好的安排。问题是，怎么做？

缺失的一块：信念

实际上，不是事件和环境本身决定我们感觉怎样，而是我们的信念做决定。

什么才是信念呢？

我喜欢把信念比作有颜色的太阳镜。你可能戴着黄色的太阳镜，所以，你所看到的东西都是黄色的。我可能戴着绿色的，有的人可能戴着蓝色的。我们会认定我们看到的颜色就是事物真正的颜色，但是，实际上，我们只是因为透过眼镜看到了颜色。

因为我们人类的大脑是一个信念的制造机器，我们从来不能去掉我们的太阳镜，我们总是会相信一些东西。然而，我们能做的，就是转换我们的镜片，我们想换就换。如果我觉得我的绿色镜片不适合我了（带给我太多不开心，并且没效率），那么我可以换一副蓝色的。如果蓝色对我来说不合适，我还可以换成红色的。我的视野经常通过镜片（信念）发生改变，但是我可以选择它们被染上什么颜色，是玫瑰色还是土黄色？

所以，信念是我们自己得出的结论，关于其他人、事和我们身边的世界，为的是给生活环境赋予意义，并且照顾好我们自己。在每个特别的情境中，我们持有一种信念，就像我们戴着眼镜看世界一样。信念是一种视角、意见、观点、偏见，或者是预想，为我们理解发生的状况而提供参照的框架。

以下就是信念的一些范例：

· 我的孩子从来不会改变。

· 我做的一些错事导致了孩子的自闭症，或者是孩子患自闭症的一部分原因。

· 如果我优先考虑自己或者我想要的太多，我就会变得自私，不为孩子着想。

· 我的孩子不能做那件事（说话、交朋友等）。

我们也可以相信这些：

• 我的孩子能够获得长远的成长和进步。

• 我没有做任何导致孩子发生状况的事，并且我可以解决问题。

• 如果我花一点时间优先考虑自己和我想要的，就会有更多自我、更多健康，并让我更加集中精力帮助我的孩子。

• 我的孩子完全有能力做这些事，只是他现在还没做而已。

我们所持有的信念决定了我们的每个情绪，从快乐到生气，从满足到害怕。它是这样产生作用的。

• 我们的生活中发生了一件事（我们得知孩子得了自闭症）。

• 我们给事情填充上我们所持有的信念（孩子面对的是一生的挣扎和限制，这是我的错，等等）。

我们感受到基于信念的情绪（伤心、害怕、生气等）。

以下还有更多关于信念的例子。

• 一个自闭症小男孩躺在超市的地板上大吵大闹，他的妈妈感到非常尴尬，因为她注意到别人不满地看着他们。信念导致了尴尬；如果人们批评我，这就意味着我作为家长是有问题的。

• 一位母亲看到她的女儿重复搭积木，她感到非常骄傲和激动。信念点燃了骄傲和激动：我的女儿清楚地知道如何最好地照顾她自己，并且我可以通过她的这个行动与她联系，从而更多地了解她的世界。

• 一位父亲因为看到自闭症的儿子不断重复看相同的两分钟的DVD而抓狂。信念引起了抓狂：这个行为意味着我的儿子是不健全的，并且不能够成长和改变。

• 一个自闭症的小男孩说了第一个词语，他的父母太高兴了。信念点燃了他们的希望：这是孩子流利说话的第一步，他马上就要说得更多了。

• 一个 5 岁的自闭症孩子的妈妈感到生气和伤心，因为她觉得孩子非常调皮。信念导致了生气和伤心：我的孩子永远也不能变得像其他孩子一样。自闭症是不好的。我的孩子得了自闭症，而其他孩子正常，这是不公平的。

我们的信念从何而来

人们常说，我们的信念来自我们身边。在我们的人生中，信念的河流永无止境地流淌着，来自我们的父母、老师、朋友、陌生人、新闻、电影和电视剧。很多时候，我们得到了充满压力、恐惧、不高兴和无效的信念。我们接受并且延续这些信念，它们所产生的不快伴随着我们。有的时候我们确实也会接受积极的信念，但是我们所接受的倾向是"哦，不！"而不是"哦，好的！"。举例说明：

• 一个孩子被父母评价为不负责任的，她接受了这个信念，并且一直保持到成年。

• 一个丈夫接受了来自他父亲的信念，即他必须在财务上支持他的新妻子，这样才能成为一个好丈夫。

• 一名学生被老师告知他在数学方面不行。他接受了这个信念并持续了几十年。（这个反着说也成立：一名女大学生接受了写作老师的评价，说她写得很不错。）

• 一名男子听新闻主持人说，他最喜欢的候选人赢取竞选的希望不大。他接受了这个信念并没有投票给这位候选人。（这样，一个自我实现之预言就产生了。）

在有的情况下，我们通过自身经验产生信念。例如：

- 一位男子夜里在城市的街道上被打劫了，于是得出结论说城市很危险，并且逃避城市。

- 一位老人总是被身边的人待以不太礼貌的方式，于是他觉得自己的年纪让他更为不受重视。

- 一位中年女士离过两次婚，她的信念是自己绝对找不到真爱了。

- 一位到法国旅游的游客在 3 个不同的场合被人用法语大吼，他产生的信念是法语是粗鲁的。（这个也有相反的状况：一位到意大利旅游的客人被一些意大利人以礼相待，他得出的结论就是意大利人都非常友善。）

这个与你作为自闭症孩子的家长有什么关系？当孩子最开始被诊断，或者当你最开始意识到孩子有问题的时候，你是感到害怕、生气，还是伤心？你有没有感觉胃里面难受或者嗓子异样？

对大多数人来说，别人给我们的孩子下诊断的那一秒，伴随着诊断的就是一种信念，关于这个诊断对孩子和我们自己来说意味着什么的信念。我们被告知，我们的孩子不能做到像其他孩子那样；自闭症是持续一生的状况；孩子接下来 30 年的生活细节将会是如何的；家长会表现出很多不足，比如缺乏"适当的"教育 / 训练，或者表现得"太情绪化 / 太投入"。最重要的是，我们被告知这些事情（这些信念），就好像它们是真的一样。

很多情况下，我们没有经过检验和考虑就接受了这些信念。并且，谁会责怪我们呢？我们被这些信念和偏见的呼声和拥护者所包围。在我们完全没有识别力的时候，我们就沉浸在这样的信念中。我们的孩子被下了一生的断言，我们淹没在这样的判断中。于是我们感到绝望，虽然知道我们的孩子将会面对深远的挑战，但是我们不知道怎么帮助他们。

面对这个情境，我们没能意识到这个呈现在眼前的信念，是应该接受还是拒绝。

随着时间的流逝，我们接受（或者自己创造）了更多的信念，其中很多是降低自信和产生不快的。然后，当我们每天和孩子在一起，我们面对了无止境的导火索。他捏人又咬人，他不说话，他总是被别人批评。我们接受了来自别人的批评：他总是做一些怪异的重复动作，他对我们的感情从来没有回应，他对于事情的发生非常固执。

但是，请记住，这些导火索仅仅是导火索，只有我们所持有的信念才会让我们觉得这些事情很糟糕。比如，如果我们把孩子的捏和咬看作短期的行为，是孩子们照顾自己的最真诚的愿望，而不是说他们永远不会改变或者是不爱我们，我们的感受就会大不相同。为免情况太过沮丧，我们来探究一下这个逻辑等式中的重要部分吧。

好消息：信念是可以改变的

既然信念是可以习得的，那么我们也会遗忘。并且，既然我们的信念能够为某事相关的情绪提供营养，那么改变信念就会完全改变我们的感觉，哪怕事情本身未发生改变。

我们曾经服务过很多家长，他们仅用启动课程的五天时间就改变了产生不高兴情绪的基本信念。他们从把自闭症视为噩梦，转变为能够看到孩子个性中深藏的美好。他们从觉得自己能力欠缺，转变为相信他们拥有一切可以对孩子的人生轨迹产生深远和持续影响的要素。他们从认为孩子只能产生微小而缓慢的变化，转变到相信孩子能得到广泛而彻底的成长。

之所以会产生这些转变，就是因为信念是可以改变的。理解信念如何工作，把我们从旁观者的角色转变为推动者的角色。最强有力地保持推动者角色的一个方法就是，下一次你觉得不高兴或者心烦的时候，对自己说："我心烦意乱不是因为发生的事情，而是因为我对所发生事情所持有的信念。"

如果信念是可以改变的，我们如何改变它们呢？首先，我们要发现它们。如果你以前没有这样做过，刚开始看起来就比较难懂。这就是为什么我们教父母（及其他人）用特别的提问过程 [称为选项加工对话（Option Process Dialogue）] 来察觉信念、预见和偏见，并且改变它们，这些因素可能会妨碍我们，特别是在保持 Son-Rise Program 的态度对于帮助孩子们如此重要的时候。

对于整个过程的解释就足够写成一本书了。[实际上，确实有这么一本书。如果你想学习选项加工对话方法的基本细节，可以参阅巴里·尼尔·考夫曼的《权力对话》（*Power Dialogues*）一书]。我们在这里可以做的就是给你一些基本的方法，如果你经常使用，会非常有帮助。我建议你每次在感到不高兴、心烦、不耐烦和抓狂的时候，就问问自己这些问题。这种方法也适用于与孩子无关的问题和事情，因为如果你能够越来越敏锐地察觉和改变信念，你就会越来越适应于在关系到孩子的情境中保持 Son-Rise 态度。

准备好了吗？

问自己的三个问题

1）我的什么信念（也就是你所告诉自己的）在滋养着我的不高兴（抓狂、恐惧、伤心、生气等）？

2）我为什么要告诉我自己这个信念或者相信这个？

3）此外还有什么可以相信的，并且这个信念如何帮助我或者孩子？（简短的问题：我如何把这个状况看作好的，或者至少是还行的？）

等等，在你开始使用这些问题前，请先看看普通父母信念列表。认真看完这些列表能让你更容易回答这三个问题。这个列表对于完成本章末尾的活动时间的重点部分也是非常有帮助的。

令人沮丧、产生不快的父母信念前七名

1）我孩子的自闭症是一个悲剧，我不可能感觉不错。

2）我孩子的状况是不可改变的。（孩子做过的事情非常清楚地表明了他今后可以做什么。）

3）我的孩子知道他不应该那样做，他这样做只是为了把我逼疯。

4）我控制不了。

5）这个状况会把我的婚姻毁掉的。

6）我对孩子的状况很不高兴，这是因为我很在意他、爱他。

7）我必须要别人赞同我、理解我或者支持我，让我感受好一点。

增强信心、产生快乐的父母信念前七名

1）我爱我的孩子，并且欣赏和看到孩子目前状况的闪光点，包括他所有的不同之处。

2）我的孩子能够获得无限制的改变和成长。（我的孩子以前能做到或者不能做到的，完全不能代表他以后的能力。）

3）我的孩子这样做，是因为这是他照顾自己的唯一方法，他尽了自己最大的努力。

4）我完全可以把控得住。

5）我可以通过这个挑战来有意义地增强、提升和加深我们的婚姻关系。

6）我的不快乐并不代表我有多么在意。我可以通过我的爱和努力来表达我的关心。

7）我不需要别人理解、赞同和支持我，以此来让我感觉好。我只需要我所做的事情背后的信念。

为了获得更多关于信念和态度转变方面的帮助，我强烈推荐巴里·考夫曼的《快乐是一种选择》（*Happiness Is a Choice*）。这本书条理清晰、非常易读，特别之处在于教你如何用简单可行的方式达成长远的态度转变。值得关注的是幸福的六个捷径。这些简单的步骤可以让你停止狂躁，迅速进入舒服和放松的状态。

活动时间！

在这个部分，你要选择一个让你不舒服或者不高兴的情绪问题或者领域，要能表达你对孩子或者你们之间关系的关心。我可以选择一个现在让你不高兴的问题，或者经常困扰你的问题，比如对孩子的自闭症感到悲伤，对他的未来感到恐惧，或者因为不能帮助他而感到担忧。另外，你也可以选择特定的让你感到不安的事件或者遭遇，比如当你为孩子的行为抓狂的时刻，或者让你感到尴尬的公共场合。

一旦你选择了一个问题，就看一下表15，这时你可以把事件或者问题列入这个表格了。然后从那里开始继续填表。当填到最后两个空格的时候，看一看前面提到的让你失望的七个信念和让你强大的七个信念，会非常有帮助。你可以从列表中选择你的信念，或者记录下自己的想法。

当你填写最后一格的时候，花一点时间好好考虑选择关注哪个信念，因为它将成为你最终的态度目标。将其作为你的指导、你的北极星。从这个角度来说，你的人生目标就是接受这个信念。最重要的是，如果你还不能放下一切，不要强迫自己适应你所选择的信念。

这需要花点时间，因为你那么多年都保持着产生不快乐的信念。现在最重要的一步就是让你的信念动摇起来。把新选择的信念贴在浴室的镜子上，写下支持这个信念的证据，让你的伴侣或者朋友提醒你，写出适应新信念后对你和孩子都有什么帮助，或者以上几种方法全做。

总而言之，就是要放轻松。

你的这个行动就是对孩子的爱的一种表达形式，并且会让你们产生有意义的变化。

表 15

事件或者环境	
你感觉如何	
滋生这种情绪的信念	
需要采纳的新信念	

在线资源

更多关于本章介绍的方法和技术的信息，请搜索关键词
"autismbreakthrough"，进入相关网址 chapter17。请享受这最后一章
的在线辅助！

出发点

刚开始，选择孩子的一个状况或者行为，可以是你所批评的或
者是让你很难适应的。现在，试着问自己 3 个问题，都是我们之前
讨论过的。方便起见，这里又列举出来：

1）我的什么信念（也就是你所告诉自己的）在滋养着我的不高
兴（抓狂、恐惧、伤心、生气等）？

2）我为什么要有这个信念或者相信这个？

3）我还能有什么其他信念，并且这个信念如何能够帮助我或者
孩子？（简短的问题：我如何把这个状况看作好的，或者至少是还
行的？）

接下来，花几分钟的时间想想你对孩子的梦想，可能现在你压
抑起来隐藏在自己心底，因为别人会认为这个梦想不切实际。现在
就带着这个梦想安静地坐一会儿。如果你内心任何部分对于拥有这
个梦想而感到抱歉，别去管它。你可以有关于孩子的梦想，你可以
为了孩子想要更多。并且你可以给孩子任何机会来拓展他们的新的
视野。

最后说几句

我们已经在一起相处很久了，你们和我。我把我的精神和灵魂

融入这些页面中，希望这些精神会通过某种路径进入你的内心。更重要的是，我希望这些理念、原则和策略对你和你那美好的、特别的、独一无二的孩子有用。请千万不要执拗于不可能的完美标准。你是爱着孩子的人，这就足够了。在你努力实施本书中的工具和技术时，对自己温柔一点。你不用每时每刻都运用这些策略。如果你有的时候感到灰心、低落或者害怕，也没有关系。只要收拾好自己，掸掸身上的尘土，翻上马背重新出发。

并且，如果有人告诉你孩子的未来已经写就，无论如何请不要相信，无论你的孩子现在是 3 岁还是 33 岁。

哲利尔的故事

几年前，一个 33 岁自闭症男子的母亲从英国来美国自闭症治疗中心参加启动项目。当时，她的儿子在一家机构接受照顾，在那里他度过了大部分时光。

哲利尔大部分时间都在做刻板行为，只有极少的目光对视，交流主要使用单个词语（尽管他有的时候也会用两个词语），并且主要是为了回答而说话，而不是主动开口说话。他喜欢独处，对于别人的活动表现出极少的兴趣，常常拒绝对他的邀请。

启动项目对哲利尔的妈妈来说是个转折，给她以新希望和帮助儿子的特别策略。她回到英国后，把儿子从这家机构接回家里，实施 Son-Rise Program。

接下来的 18 个月里，哲利尔经历了华丽的蜕变，刻板行为只有以前的 10% 到 20%，目光对视增加到普通水平，语言增长到平均句长达到五六个词语，有的时候达到 10 个词语。更重要的是，他的交流已经不再是对别人的回答，而是主动自发的语言。并且哲利尔变了，很多时候，他希望别人围绕着他，加入和享受与他人一起开展的活动。

永远不会太晚

哲利尔的故事是一个证明，证明他母亲的奉献，证明这本书里面细述的策略的力量，并且最重要的是对哲利尔和其他所有孩子能力的证明，他们能够以戏剧性的方式改变和成长，在任何年纪都可以，无论转变前的环境如何。

孩子成长的道路上不会有永恒的路障，也不会永远没有回报。在孩子们的整个人生中，大脑都是可塑的（这就是为什么有的人七十多岁中风、失去语言能力，然后还能重新学习说话）。所以，不要相信任何人的断言：太迟了，是时候放弃了，你的孩子现在做不到的就永远做不到了。

在夜深人静的时候，如果你感到孤单，请记住在贝克夏小城的山下，我们在为你驻守、为你加油，并且相信你能够帮助孩子达到目标。

作者简介

作为美国自闭症治疗中心的前任 CEO，劳恩·K.考夫曼在世界各地进行讲学并开展研讨会。十几年来，他和特殊家庭以及专业人员在一起工作，此外，他还为自闭症领域带来了一份独特的资历，那就是他的个人经历。在孩提时候，他被诊断为重度自闭症，并被建议在机构中度过一生。结果，他的父母开展了 Son-Rise Program，这个 Program 帮助他从自闭症状况中完全康复，没有留下任何后遗症。

劳恩·K.考夫曼的故事被收录在畅销书《Son-Rise：奇迹再续》（*Son-Rise: The Miracle Continues*）以及 NBC 电视台的电影《Son-Rise：关于爱的奇迹》（*Son-Rise: A Miracle of Love*）中。现在，作为一位国际演讲者、作者、教师和布朗大学生物伦理学的毕业生，他在美国、英国、爱尔兰、荷兰、瑞典、挪威、波兰、西班牙和葡萄牙讲学。他写的文章发表在一些期刊（*Good Autism Practice* 和 *The Autism File*）和书籍（*Silver Linings* 和 *Cutting-Edge Therapies for Autism 2010—2011*）上。他接受了多家媒体采访，例如国家公共广播、BBC 电视、福克斯新闻频道、伦敦电讯和《人民》杂志（*National Public Radio, BBC Television, Fox News Channel, the London Telegraph, People magazine*）。

劳恩·K.考夫曼是自闭症会议 Autism One 最佳演讲者奖项的获奖者，这个奖项是颁给该会议组织者在全国走访得出的获奖者。他现在是美国自闭症治疗中心国际教育部门的负责人，并且服务于美国自闭症和阿斯伯格综合征协会咨询委员会（USAAA）以及自闭症希望协会（AHA）。他与他人合作主持了自闭症康复电台的广播节目《劳恩和克里斯汀把希望带到你家》（*Raun and Kristin: Bringing Hope into Your Home*）。

备注：

如需获得本书更多关于自闭症治疗的相关资料，请通过版权页信息联系出版社编辑。

图书在版编目（CIP）数据

爸妈治好了我的自闭症 /（美）劳恩·K.考夫曼
(Raun K. Kaufman) 著；陈曦译 . -- 重庆：重庆大学
出版社，2018.4（2020.9 重印）
书名原文：AUTISM BREAKTHROUGH: Strategies from
a Man Who Used to be Autistic
ISBN 978-7-5689-0973-0

Ⅰ.①爸… Ⅱ.①劳…②陈… Ⅲ.①小儿疾病—孤
独症—治疗 Ⅳ.① R749.94

中国版本图书馆 CIP 数据核字 (2017) 第 330506 号

爸妈治好了我的自闭症
BA MA ZHIHAO LE WO DE ZIBIZHENG

[美] 劳恩·K.考夫曼（Raun K. Kaufman） 著
陈 曦 译
策划编辑：袁文华
责任编辑：杨 敬 许红梅 版式设计：袁文华
责任校对：秦巴达 责任印制：赵 晟
*
重庆大学出版社出版发行
出版人：饶帮华
社址：重庆市沙坪坝区大学城西路21号
网址：http://www.cqup.com.cn
全国新华书店经销
印刷：重庆共创印务有限公司
*
开本：890mm×1240mm 1/32 印张：8.75 字数：195 千
2018年4月第1版 2020年9月第4次印刷
ISBN 978-7-5689-0973-0 定价：58.00元